Knaur.

Knaur.

Über die Autorin:
Marie-Sophie Anna Kaspara Prinzessin Lobkowicz, wie ihr hergebrachter Adelsname lautet, entstammt einer traditionsreichen süddeutsch-böhmischen Familie. Nach ihrem Studium der Geschichte in Salzburg und Wien ist *Ich werde da sein, wenn du stirbst* ihr erstes Buch.

Marie-Sophie Lobkowicz

Ich werde da sein, wenn du stirbst

Eine Liebesgeschichte

Knaur Taschenbuch Verlag

Besuchen Sie uns im Internet:
www.knaur.de

Vollständige Taschenbuchausgabe August 2009
Knaur Taschenbuch.
Ein Unternehmen der Droemerschen Verlagsanstalt
Th. Knaur Nachf. GmbH & Co. KG, München

Lektorat: Bernhard Meuser
Umschlaggestaltung: ZERO Werbeagentur, München
Umschlagfoto: FinePic®, München / H. Henkensiefken
Satz: Adobe InDesign im Verlag
Druck und Bindung: CPI – Clausen & Bosse, Leck
Printed in Germany
ISBN 978-3-426-78263-7

2 4 5 3 1

Inhalt

Für Franzi

Isi's Conte
Weil er mein sein durfte für kurze Zeit,
weil diese Zeilen ihn aus meinen Augen sehen,
weil er für mich ein Anderer war
als für Euch.

Isi's Conte
Weil meine Sicht ihn auch verändert hat,
im Augenblick wie im Rückblick.
Weil ich nichts über den schreiben kann,
der er war, sondern nur über den,
den ich kannte.

Isi's Conte
Weil ich noch nie im Leben
ein so schönes Geschenk bekommen habe
und mir nie etwas schwerer fiel,
als es zurückzugeben.

Prolog

Das Fenster war halb geöffnet. Ein warmer Luftzug strich durch den Spalt herein. Draußen hörte man ein Auto langsam die Straße hinunterfahren; wahrscheinlich auf der Suche nach einem Parkplatz. Franzi saß auf dem roten Sofa neben dem Bett und blätterte versunken in einem Magazin. Es war ganz still im Raum; bis auf das Rascheln, das die Seiten beim Umblättern verursachten. Ich saß in diesem mir so vertrauten Zimmer; neben diesem mir so vertrauten Menschen.

Ich hielt seine Hand und erkannte, dass er sterben würde. Unsere Zeit war um. Im Grunde wusste ich es schon lange. In diesem Moment jedoch traf mich die Erkenntnis schmerzhaft, wie ein plötzlicher Schlag in die Magengrube. Mein Innerstes krümmte sich zusammen. Das konnte doch nicht sein, dass er mir für immer entglitt. Einfach so. Festhalten! Ich würde ihn einfach festhalten. Ihn nicht gehen lassen.

Das Rascheln der Zeitungsblätter holte mich in die Realität zurück. Nein, er würde sterben. Jetzt gleich. Oder in einer Stunde. Oder in einem Tag. Aber noch war er bei mir. Etwas hielt ihn zurück. Etwas hinderte ihn daran, einfach auszuatmen und zu sterben. Dieses Etwas war ich.

Mein Verstand wusste es.

Mein Herz wollte es nicht wissen.

Ich spürte seine kühle Hand in meiner Hand. Klamm fühlte sie sich an. Klamm und fremd. Gleichzeitig so sehr vertraut. Ich kannte diese Hand so gut; die langen

Finger, die knochigen Gelenke, die kleine Erhebung über dem Daumen. Diese Hand lag nun kraftlos in meiner; kein Gegendruck war zu spüren. Ich betrachtete sein bleiches Gesicht. Die Nase stach spitz hervor, und die Wangen waren eingefallen. Sein Atem ging schwer; seine Brust hob und senkte sich, als läge eine drückende Last darauf. Die Augen waren geschlossen. Dunkle Ringe lagen darunter. Ich ahnte, dass diese Augen mich nie wieder anblicken würden. Dass ich nie wieder die Lachfältchen zählen würde, die diese Augen umrahmt hatten. Hinter den dünnen Lidern bewegten sich seine Augen unruhig. Von rechts nach links und wieder nach rechts. Ein Zeichen, dass er trotz Bewusstlosigkeit noch bei mir war.

Ich gab mir einen Ruck. Pater Georg hatte recht. Ich würde spüren, wenn der Moment gekommen war. Und wissen, was ich tun muss. Stunden hatte ich mit mir gerungen. Ich hatte solche Angst, ihm den Wind aus den Segeln zu nehmen: den Willen zum Leben. Gebetsfetzen schossen mir durch den Kopf: Er wird ja nicht ins Nichts fallen. Sich einfach auflösen. Da werden doch Hände sein, die ihn auffangen. Welches Recht habe ich, ihn hier festzuhalten auf der Erde, wo ihn doch etwas nach Hause ruft. Muss das nicht so viel schöner und besser sein, zum lieben Gott zu gehen?

Gleichzeitig war da die andere Stimme, die Stimme, die sagte: Er ist mein Freund, meine große Liebe; ich will ihn nicht sterben sehen. Im Krankenhaus hatte ich versprochen, auch dann bei ihm zu sein, wenn er sterben sollte – und dafür musste ich ihn jetzt loslassen. Jetzt.

Jetzt. Der Moment war gekommen. Er war bereit, zu gehen. Langsam drehte ich seine Hand, so dass seine Arminnenseite zu sehen war. Ich zögerte. Musste mich zusammenreißen, um nicht zu weinen. Ich fuhr mit der Hand über seinen Arm. So als wolle ich die Fläche glatt streichen und von Unebenheiten befreien. Die Adern schienen blau und gut erkennbar durch die dünne Haut. Ich konnte seinen Puls fühlen am Handgelenk. Er flatterte, als wolle er sich sogleich in die Luft erheben und davonfliegen.

Langsam und ungelenk begann ich mit meinem Finger auf seinen Arm zu schreiben: »Ich liebe dich, und du darfst gehen. Pass einfach auf mich auf, wenn du im Himmel angekommen bist!«

Ich wusste, dass er es verstehen würde. Er hatte immer verstanden, was ich schrieb.

Dann atmete ich tief durch und ließ die Tränen kommen.

1.

Ein neues Gesicht

Alles fing recht unspektakulär an. Ich war auf ein Abendessen in die Wohnung meines Bruders Nikolaus eingeladen. Mein großer Bruder – wir haben noch fünf jüngere Geschwister – ist eineinhalb Jahre älter als ich. Es ist toll, einen Bruder in derselben Stadt zu haben. Gerade hatte er eine Ausbildung zum Versicherungsmakler in Wien begonnen. Niko wohnte in einer WG mit zwei weiteren Jungs zusammen. Constantin, den wir schon aus Kindertagen kennen, war für sein Auslandssemester nach Wien gekommen. Groß, schlaksig und sehr begeisterungsfähig, hat er eigentlich immer ein Grinsen auf dem Gesicht. Ferdl, ein immer lustiger, cooler Österreicher, vervollständigte das Trio. Die drei veranstalteten an diesem Novemberabend ein Essen für ihre Vermieter. Das konnte ja heiter werden. Guter Laune klingelte ich an der Wohnung, die Constantins Tante Angela und ihrem Mann Johannes gehörte.

Als ich hinzukam, hatten die üblichen chaotischen Vorbereitungen bereits ihren Lauf genommen. Improvisation war angesagt. Wie immer. Typisch Jungs – natürlich gab es nicht genug gleiche Teller, Besteck war Mangelware, und mehrere Tische wurden umständlich zu einer Tafel zusammengebaut. Tischdecke? Auch wenn eine zur Hand gewesen wäre, hätte man sie nicht benutzen können. Die meisten Tische hatten nämlich integrierte Lampen, da es sich um ausrangierte Bibliothekstische handelte. Ein kurioser Anblick in einer Studentenwohnung, die wenig Sinn ergab, aber Charme hatte. Die Stimmung war fröhlich; in der Küche wurde fleißig Spaghetti gekocht. Der einzige Topf hatte bereits für die Soße herhalten müssen, die jetzt in einem Suppenteller neben dem Herd immer kälter wurde. Nun köchelten die Nudeln vor sich hin, und Ferdl beobachtete eher stolz sein Meisterwerk. Nach und nach kamen noch ein paar Freunde dazu, brachten Wein, packten mit an oder setzten sich gemütlich auf die verramschten Sofas, die das Wohn-Esszimmer zierten. Als es erneut läutete, war das Essen fast fertig, und wir gönnten uns bereits einen kleinen Drink.

Hinter Angela und Johannes kam ein mir fremder junger Mann zur Tür herein. Angela und Johannes waren ein sympathisches junges Ehepaar, herzlich und unterhaltend. Sie, hoch gewachsen, schlanke Figur, helle Haare. Er, mittelgroß, kräftig, mit dunklem Haupthaar und einem lustigen runden Gesicht. Der junge Mann, der ihnen folgte, war groß und sah meines Erachtens ziemlich gut aus. Ein richtiger Blickfang! Er schüttelte Hände und umarmte Constantin herzlich. Ich hielt mich zunächst im Hintergrund. Anscheinend war ich die Einzige, die ihn noch nicht kannte. Mir fiel gleich sein leicht schwankender Gang auf. Nicht unsicher, jedoch irgendwie vorsichtig. Sein Gesicht zeigte ein hageres Profil und hatte etwas, was mich dazu brachte, immer wieder hinzusehen.

Wer war das? Was machte er hier? Ich konnte mir nicht recht vorstellen, in welcher Verbindung er zu meinem Bruder und seinen Freunden stand. Nun hatte Niko mir vor einigen Tagen von einem »Constantin«

erzählt, der neu in die Stadt gekommen sei. Noch ein Constantin? Ja, noch einer! Er habe Krebs und sei zur Behandlung in Wien; das würde man ihm aber kaum anmerken, irgendwie sei das ein besonders netter Kerl.

Ich dachte in diesem Augenblick gar nicht mehr an Nikos Hinweis. Darum machte es auch nicht klick in meinem Hirn, als sich der junge Mann, der eben zur Tür hereingekommen war, vorstellte: »Conte«, sagte er lächelnd und schüttelte mir die Hand. Conte – nicht Constantin. Irgendwas löste er in mir aus. Er war völlig neu für mich – und interessant. Beim Essen unterhielt Conte sich angeregt mit Julie. Julie ist eine meiner besten Freundinnen. Sie kannte Conte offensichtlich bereits, und bald waren die beiden in ein Gespräch vertieft. Wie immer, wenn Julie mit jemandem sprach, war sie ihm ganz und gar zugewandt, interessiert bei der Sache.

Wie kam es eigentlich, dass ich die Einzige war, die ihn noch nicht zu kennen schien? Ich unterhielt mich beiläufig mit Angela, musste aber immer wieder zu den beiden rüberschielen und spitzte meine Ohren. Was ich mitbekam, war, dass es um Gott ging. Julie und Conte unterhielten sich über Gott. Ungewöhnlich? Eigentlich nicht. Gott ist ein gutes Thema. Aber dennoch überraschend. Positiv überraschend. Das war also keiner, der über seine Bundeswehrlaufbahn oder langweilige Autos sprach. Julie schien ganz begeistert von ihm zu sein. Sie erklärte mir später, dass sie schlicht und einfach total beeindruckt gewesen war: von seiner inneren Stärke, seinem Glauben und seiner Kraft. Und dann sah er eben auch einfach verdammt gut aus, wie sie mit einem Augenzwinkern hinzufügte. Ich wusste, dass Nikos Mitbewohner Constantin das für sehr verdächtig hält, wenn Menschen sympathisch, witzig, gut aussehend und dann auch noch fromm sind. Conte war offensichtlich einer von diesen Verdächtigen!

Wer war dieser rätselhafte Typ? Er bewegte häufig seine Hände beim Sprechen. Die Adern auf seinen Handrücken waren gut sichtbar. Die dunklen Haare über der hohen Stirn standen im starken Kontrast zu seinem hellen Gesicht. Seine Augen schienen ungewöhnlich lebendig und waren ganz auf seine Gesprächspartnerin fixiert.

Es dauerte nicht lange, da nahm ich eine günstige Gelegenheit wahr, um mich endlich selbst mit diesem Conte zu unterhalten. Schon nach wenigen Sätzen wurde mir klar, dass dieser »Conte« eben der kranke Constantin war, von dem Niko mir erzählt hatte. Ich vermochte es im ersten Moment gar nicht zu glauben. War das möglich? Ich war gleichzeitig geschockt und fasziniert. Da wir uns bereits unterhielten, konnte ich ihn, ohne aufzufallen, eingehend mustern. Er war zwar dünn, ja vielleicht auch etwas blass, aber er sah einfach nicht so aus, wie ich mir einen vom Krebs zermürbten, dahinsiechenden Menschen vorgestellt hatte. Im Gegenteil. Er strahlte eine ungemeine Lebensfreude aus.

Was sagt man in einem solchen Moment, wenn man auf einen Schlag mit einer Wirklichkeit konfrontiert wird, die erschreckend – nein, beängstigend ist? Gerade noch hat man belanglose Kennenlernfloskeln ausgetauscht. Man hat seine Fühler nach dem attraktiven Neuzugang ausgestreckt. Und dann so was. Krebs. Einfach und unvermittelt. Alles verändernd.

Ich fasste mir ein Herz und fragte ihn ziemlich direkt über seine Krankheit aus. Er reagierte offen und erzählte ungezwungen und positiv seine Geschichte:

Die Diagnose sei Krebs in der Leber, allerdings von einer sehr seltenen, weitgehend unbekannten Art. Die Schulmedizin habe ihn bereits aufgegeben. In Deutschland habe er alles versucht. »Aufgeben« – was für ein furchtbares Wort. »Alles versucht« – die Worte, die in meinem Inneren widerhallten, klangen wie das Ende einer langen Wegstrecke. Das alles plauderte er einfach so daher, als hätte er mir gerade gesagt: »Ich bin durch die Zwischenprüfung gefallen.« Na ja, er sei jetzt eben bei einem Arzt hier in Wien mit einer ganz neuen Behandlungsmethode. Dieser Arzt nehme nur hoffnungslose Fälle an. Dabei schaute er mich fröhlich grinsend an – und sah gar nicht wie ein hoffnungsloser Fall aus.

Wir unterhielten uns intensiv und lange. Die lockere Art, in der er über alles sprach, machte es mir leicht, meine anfängliche Unsicherheit abzulegen. Seine Unbefangenheit ließ seine Krankheit in den Hintergrund treten. Wie ein dunkler Schatten, der sich hinter ihm zurückzog und den Blick auf einen rundum sympathischen und durchaus lebenslustigen Menschen freilegte. Seine Augen hatten etwas unglaublich Faszinierendes. Woran lag das? Im linken Auge hatte er einen kleinen dunklen Klecks. Wie ein Leberfleck sah es aus. Das hatte ich noch nie zuvor gesehen. Er lachte gerne, und während er mit mir sprach, gab er mir das Gefühl, der einzige Mensch im Raum zu sein.

Als ich später durch die frische Nachtluft zur U-Bahn ging, schossen mir die widersprüchlichsten Gefühle und Gedanken durch den Kopf. Nett war es gewesen, irgendwie besonders. Nein, nicht nett – nett ist auch der Hund vom Nachbarn. Nett war das falsche Wort. Nah, vertraut, verwandt, innig. Komische Vokabeln nisteten sich in meinem Hirn ein. Aber dann zuckte ich energisch die Achseln und dachte: Mensch, Isi, du spinnst! Immer schön rational bleiben. Weißt du, wie es um ihn steht? Und du kennst ihn doch gar nicht!

Dennoch: Am Ende des Abends hatte er ein bleibendes Interesse in mir geweckt.

2.

Actually Love?

In den folgenden Tagen lief der Unibetrieb auf Sparflamme; ich hatte jede Menge Zeit, über diesen jungen Mann nachzudenken, der sich so unvermutet in meinen Horizont geschlichen hatte. Merkwürdig, was ich schon wenige Tage nach dem ersten Treffen meinem Tagebuch anvertraute:

Tagebuch 8. 12. 2003

Segne Conte und heile seine Leber! Er geht mir nicht aus dem Kopf, und ich kann andererseits nicht wirklich über ihn nachdenken, weil ich beim Gedanken, dass er vielleicht bald stirbt, nur noch heulen will. Lass das nicht zu! Segne ihn und wirke ein Wunder, Jesus! Amen.

Nirgends ist der Advent behaglicher als im altehrwürdigen Ambiente der Kaiserstadt. Alle Jahre wieder war ich begeistert, wenn der graue und nasskalte November in Wien in die adventliche Atmosphäre der Vorweihnachtszeit umkippte. Der Advent in Wien ist eine herrliche Zeit, und man kann sich ungemein an den wunderbaren Weihnachtsmärkten freuen und von Punschstand zu Punschstand flanieren. Kleine Stände sind mit Lichterketten freundlich erleuchtet, es duftet nach Lebkuchen und Zimt. Der heiße Glühwein lässt einen die Minusgrade vergessen. An den Buden vorbei schlendernd, fühlt man sich wie früher, als Weihnachten noch das Aufregendste von der Welt war. Heißer Punsch wärmt von innen, lockert die Menschen auf und zaubert auf so manches Gesicht ein unvermutetes Lächeln. Dabei verliert man schon einmal den Überblick, wie viele Tassen man gehabt hat.

Am neunten Dezember waren wir mit einer Gruppe von Freunden im alten AKH verabredet, dem ehemaligen Wiener Krankenhaus, das jetzt Teil der Universität ist. Klar: um Punsch zu trinken. Das AKH ist zu jeder Jahreszeit sehr einladend, hat es doch mehrere schöne Höfe mit Grünanlagen; besonders reizt es aber in der Vorweihnachtszeit. Hier im alten AKH ist jedes Jahr ein attraktiver kleiner Weihnachtsmarkt, und der Punschstand zeichnet sich dadurch aus, dass er immer länger geöffnet hat als die meisten anderen. Darum hatten wir ausgemacht, uns dort zu treffen.

Als ich mir gerade eine dampfende Tasse gönnte, sah ich ihn. Da war er! Conte. Inmitten der Gruppe, die zu treffen ich aufgebrochen war. Natürlich, es konnte ja nicht ausbleiben. Ich musste ihm wieder über den Weg laufen. Es war das zweite Mal, dass ich ihn traf. Und – Conte war in Damenbegleitung, wie ich, zu meinem eigenen Erstaunen, etwas unwillig feststellte. Es war Alice, eine Freundin. Alice, sommersprossig und mit einem hohen Mitteilungsbedürfnis, erzählte mir gleich atemlos und langwierig über ihre derzeitige Sanitäterausbildung. Sie kannte Conte wohl schon etwas länger; man konnte sehen, dass sie bereits gute Freunde waren.

Ich beobachtete ihn, während ich mit halbem Ohr Alices Ausführungen lauschte. Lässig lehnte er am Punschstand und unterhielt sich. Er trank heißen Tee statt Punsch. Er hatte eine Packung Diät-Schoko-Kekse in der Tasche und schob sich immer wieder einen zwischen die Zähne. Gelegentlich trafen sich unsere Blicke. Zufällig? Ich erfuhr von Alice, dass er streng Diät halten musste, um die Leber zu entlasten. Aha – Diät-Schoko-Kekse gingen wohl?! Weil es so kalt war, verlegten wir das Punschtrinken schließlich nach drinnen. Das kam mir gerade recht. Erstens schlotterte ich schon wie Espenlaub, und zweitens bekam ich so unauffällig Gelegenheit, mich an Contes Seite zu schmuggeln und mit ihm zu reden.

Es war lustig, fast ausgelassen. Wir lachten. Ein Scherz jagte den nächsten. Conte faszinierte mich zunehmend. Flirtete er etwa mit mir? Er saß auf einem hohen Barhocker und stützte sich an der Theke ab. Er drehte das Teeglas immer im Kreis, ehe er ansetzte, um einen Schluck zu trinken. Seine Hände waren auffallend. Künstlerhände, dachte ich. Ob er wohl Klavier spielen kann? Würde zu ihm passen. Alice ließ sich immer noch über ihre Sanitäterausbildung aus. Einen Schleuderkurs hatte sie sogar machen müssen.

»He, Schleuderkurs«, sagte Conte, »das ist doch cool!«

Wo er recht hat, hat er recht, dachte ich. Über Eisflächen schlittern, Aquaplaning kontrollieren lernen, gefährliche Fahrsituationen konfrontieren. Ich hatte so etwas schon immer mal ausprobieren wollen und ließ mich nur zu gerne von Contes Begeisterung anstecken. Alice war nur allzu bereit, uns mit weiteren Details zu versorgen. Ganz in der Nähe von Wien gab es ein Zentrum des ÖAMTC, wo genau solche Kurse angeboten wurden. Ich war Feuer und Flamme. Ob für den Schleuderkurs oder für … – darüber wollte ich mich im Moment nicht einmal selbst aufklären. Übermütig beschlossen wir, es gemeinsam zu versuchen. Ich spürte verwirrt und erfreut, dass er genauso gerne einen Grund finden wollte, etwas mit mir zu unternehmen, wie ich mit ihm. Ich gab ihm meine Telefonnummer und freute mich auf unser Vorhaben.

Irgendwann hatten wir genug herumgealbert. Die Gespräche wurden ernster. Conte begann mir von seiner Therapie zu erzählen. Er wirkte dabei aufrichtig und gefasst, aber sehr hoffnungsvoll. Am nächsten Tag erwartete er erste Ergebnisse. Das sollte ein wichtiger Tag für ihn werden. Würde die Therapie wohl anschlagen? Er schien seine ganze Hoffnung darauf zu richten. Bei dem Gedanken wurde mir ganz mulmig im Magen. Hinter seinen pragmatischen Worten verbarg sich eine völlig andere Dimension: Der Wille zu leben, sich festzuhalten, dunkle Tiefen, helle Hoffnungen und auch Schmerzen und Einsamkeit. Ich konnte das nur vage erahnen. Und ich schob das weg. Damit wollte ich mich in diesem Moment nicht auseinandersetzen. Beim Verabschieden bestärkten wir uns noch einmal in unserem Plan mit dem Schleuderkurs. Beschwingt ging ich nach Hause.

TAGEBUCH 10. 12. 2003

Sehr aufregend finde ich auch Conte – leider klappt es nicht vor Weihnachten mit dem Schleuderkurs. Waren gestern mit einer Gruppe Punschtrinken, und da entstand diese Idee. Heute bekommt er wohl Ergebnisse – ob die Therapie anschlägt oder nicht. Uftz! Habe ihn nicht danach gefragt, als er vorhin anrief … hätte ich vielleicht mal machen sollen. Will ihn fragen, ob er mit mir in diese neue Ausstellung geht – die zurzeit in Wien ist. So was Albernes. Bin eh zu feige, um das zu machen. Aber vielleicht Kino. Mal wieder ein Mensch, der den Mut in mir weckt, die Initiative zu ergreifen.

Tagebuch 11. 12. 2003

Jetzt halte ich gleich Referat und habe bereits einen Kloß im Bauch, einen Frosch im Hals und weiche Knie! Vermaledeites Lampenfieber. Und an Conte muss ich auch ständig denken – was ist der Mensch schon für ein eigenartiges Konstrukt. Diesen Mann habe ich zweimal im Leben gesehen. OK, er hat eine krasse Geschichte und OK, sieht verdammt gut aus und OK, er fasziniert mich. Aber rechtfertigt das so viele Gedanken und Träume? Meine Fantasie geht schon wieder mit mir durch. Ob er wohl seine Ergebnisse bekommen hat? Oh Herr – lass ein Wunder geschehen und heile seine Leber. Ich habe gestern im Internet über Leberkrebs nachgelesen, und da wurde mir ganz anders. Chancen gering, Sterben qualvoll – so unterm Strich einfach beschissen. Aber beim Conte doch nicht! Bitte nicht! Ich möchte ihn kennenlernen. Ich möchte mit ihm den Schleuderkurs machen. Und ganz davon abgesehen, was ich möchte – er hat ein Leben VOR sich – so viel zu erleben, zu tun und zu machen – zu lieben und zu leben. Lass es ihn haben, Herr. Nimm es nicht schon fort!

Ein paar Tage nach dem Punschtreffen und der Geburt der Schleuderkursidee hatte ich einen Termin beim Zahnarzt, und mir wurde ein Weisheitszahn rausoperiert. Ich hasse es, zum Zahnarzt zu gehen. Schon immer. Schmerzen kann ich einigermaßen aushalten, aber mit dem grässlichen Geräusch, welches der Bohrer verursacht, kann man mich jagen. Außerdem verkrampfe ich mich immer derart, dass ich Muskelkater im Nacken bekomme. Bescheuert, aber leider wahr. Nach der Operation war ich vollgestopft mit Schmerzmitteln, und mir war ziemlich schummrig. Den Nachmittag verbrachte ich also ausgiebig leidend im Bett.

Meine Mitbewohnerin Valerie wusste, was einer leidenden Seele guttut; und so beschlossen wir, uns »Love actually« im Kino anzusehen. Es gab wohl kaum ein besseres Mittel, um mich von den pochenden Schmerzen abzulenken, die sich nach der weichenden Narkose unangenehm bemerkbar machten. Aber ehrlich gesagt: Wir wären auch ohne das Alibi Weisheitszahn gegangen. Valerie und ich sind nämlich eindeutig kinosüchtig. Kommt ein neuer Film ins Kino, dann sind wir die Ersten, die mit Begeisterung losrennen, um ihn anzusehen. Und um *ganz* ehrlich zu sein: Es braucht nicht viel, um uns zwei zu begeistern. Ein paar schöne Männer, ein bisschen Spannung, eine Prise Romantik und was zum Lachen – schon sind wir zufrieden. Pardon – ich habe Valerie noch gar nicht vorgestellt: Mit Valerie teilte ich seit Jahren eine Wohnung, das Studentenleben und eigentlich alles, was das Leben so mit sich bringt. Sie ist ein zierliches, sehr ruhiges Mädchen und eine treue Seele! Die meisten Leute glauben es nicht, weil sie so still ist, aber man kann mit ihr Pferde stehlen.

Wahrscheinlich hätte ich mich mit klarem Kopf nie getraut, doch unter zahnärztlich verschriebenem Drogeneinfluss griff ich tatsächlich zum Telefonhörer und fragte den erstaunten Conte, ob er nicht mit ins Kino kommen wolle.

Ja!

Er wollte!

Diese schnelle, freudige Zusage verursachte ein nicht unangenehmes Kribbeln in meinem Bauch. An der Kinokasse musste es Valerie bestimmt auffallen, wie oft ich einen Blick zur Tür warf. »Lass uns schon reingehen«, drängte sie dann, »er wird uns schon finden – wenn er es überhaupt schafft.« Er würde es schaffen. Da war ich ganz sicher. Und er kam auch. Etwas zu spät zwar, aber er war noch mit dem Auto unterwegs gewesen. Ich war zu benebelt, um nervös zu sein; freute mich, als er kam, und jaulte leise auf, als er mich zur Begrüßung auf die geschwollene Backe küsste. Er setzte sich auf den freien Sessel neben mir. Ich war unruhig und nicht ganz ich selbst. Verblüfft merkte ich, dass ich es beinahe spannender fand, neben Conte zu sitzen, als dem Film zu folgen. Ich blickte immer wieder nach rechts, wo er saß. Mir fiel auf, dass er irgendwie fragil wirkte – fast durchsichtig. Ganz beschwingt durch den schönen Film – der alle unsere Kriterien mit Leichtigkeit erfüllt hatte – lud ich ihn anschließend zum Plätzchenbacken ein.

Wie jedes Jahr hatten Valerie und ich eine adventliche Backparty in unserer WG geplant. Am kommenden Samstag schon sollte sie stattfinden. Nun muss man Folgendes wissen. Unsere Backparty war nicht irgendeine x-beliebige Sonntagnachmittags-Tee-Party. Sie war ein ganztägiges, gern besuchtes und sehr unterhaltendes, regelmäßig ausuferndes Vorweihnachts-Event. Über den ganzen Tag verteilt kamen und gingen Freunde ein und aus. Manche fertigten fleißig Plätzchen, andere naschten nur, und meistens endete das Ganze feucht und fröhlich erst spät in der Nacht.

Conte hatte sichtlich Lust auf Backen. Als der Samstag kam, war ich demnach ziemlich aufgeregt. Valerie, die eine ausgeprägte Beobachtungsgabe besitzt, war das nicht entgangen. »Er wird schon kommen«, meinte sie gelassen und grub die Finger in ihren ersten Plätzchenteig. Dabei lachte sie mich an und verstand den Grund meiner Unruhe wohl besser als ich selbst. Bei jedem Gast, der klingelte, hoffte ich innerlich, dass es Conte sein werde. Meine Geduld wurde auf eine harte Probe gestellt. Er kam ziemlich spät und brachte Jan mit. Jan war einer seiner besten Freunde. Er war für ein paar Tage nach Wien gekommen.

»Hallo, Bäckchen«, wurde ich von Conte begrüßt und vorsichtig nur auf die gesunde Backe geküsst. Bäckchen. Ich mochte es, wie er das sagte. Er entschuldigte sich fürs Zuspätkommen, aber es war ihm gar nicht gut gegangen am Vormittag, so dass er im Bett geblieben war. Das erwähnte er nur nebenbei. So, als sei es nicht wichtig. Von seiner Tante Ute hatte er ein Rezept für Dinkel-Plätzchen bekommen, was er auf einem zerknitterten Zettel aus seiner Hosentasche zauberte. Er müsse schließlich streng Diät halten, um seine Leber zu entlasten, wie er mit einem schiefen Grinsen erklärte. Er hatte weiterhin ziemliche Schmerzen an diesem Tag und war ganz gelblich im Gesicht. Besonders seine Augen hatten erkennbar einen gelblichen Stich. Er erklärte mir, dass das mit der nicht funktionierenden Leber zusammenhänge. Das hielt ihn aber nicht davon ab, in aller Seelenruhe seine Hofer-Tüte mit den Zutaten auszuladen, seinen Teig zu fertigen und Plätzchen auszustechen. Er saß gemütlich am Küchentisch und knetete und walzte den Teig aus. Obwohl einige Leute in unserer Wohnung zugegen waren, schafften wir es fast die ganze Zeit, miteinander in unsrer kleinen Küche zu werkeln.

Wir unterhielten uns über Gott und die Welt. Es war leicht, mit ihm zu reden, irgendwie fließend. Er fragte mich, ob ich etwas wüsste, was man täglich nehmen könnte, um sich besser zu fühlen. Jemand anderes hätte ihm Johanniskraut empfohlen. Mir fiel in dem Moment nichts Rechtes ein, aber weil ich Johanniskraut für unzureichend hielt, schickte ich ihm zu Weihnachten die »Losungen«. Die »Losungen« sind ein kleines Büchlein, in welchem für jeden Tag im Jahr ein Vers aus der Bibel steht. Anfänglich wusste Conte damit herzlich wenig anzufangen – später hat er sie gerne gelesen.

Aber ich will nicht vorgreifen. Zurück zum Plätzchenbacken. Conte hatte leidliche Schmerzen an diesem Tag, und das Sitzen auf unseren kleinen IKEA-Küchenhockern machte es nicht gerade besser. »Ich darf nicht lachen – das tut einfach zu weh«, meinte er immer wieder. Das sprach er mit ganz ernstem Gesicht, nur um dann laut aufzulachen und sich im nächsten Moment schmerzverzerrt die Seite zu halten. Nichts reizt mehr zum Lachen, als wenn man nicht lachen darf. Das war irgendwie witzig, weil ich ja auch nicht lachen konnte wegen des Weisheitszahnes. Das tat ebenfalls höllisch weh. Dennoch lachten wir. Vor allem, als wir seine Dinkel-Plätzchen probierten, die ganz grässlich gesund schmeckten.

***

Über Weihnachten blieb Conte in Wien bei Angela und Johannes, und ich fuhr nach Hause. Ich wunderte mich ein bisschen, dass er Weihnachten nicht ebenfalls zu Hause verbringen würde, aber er erklärte es mit seiner Therapie. Wir hatten viel Kontakt per SMS, ich dachte oft an ihn, und im Januar kam ich mit fliegenden Fahnen und klopfendem Herzen wieder nach Wien zurück. Die Einträge in mein Tagebuch mehrten sich.

TAGEBUCH 7. 1. 2004

Mein Geburtstag ist vorbei – ein neues Lebensjahr liegt vor mir. Ich habe es Dir gegeben, Jesus, und hier hast Du es schwarz auf weiß. Ich gebe Dir dieses Jahr, und ich will es auf Deinem Weg für mich gehen. Lass mich nicht abweichen! Lass mich nicht los!

Conte – was macht er in diesem meinem Leben? Lass ihn leben, Herr! Heile ihn. Ihn heute zu sehen war so – so schön – und gleichzeitig beklemmend – eine Hürde, die ich überwinden soll? Schon wieder ein ganzer Packen wirrer Gefühle, die ich nicht in Worten zu entwirren wage – Segne Herr! Segne bitte. Amen.

TAGEBUCH 8. 1. 2004

DIE ENTDECKUNG DES ANDERSSEINS IST WICHTIG

Der Schnee auf dem gegenüberliegenden Hausdach leuchtet grell – fast Neon –, und gleichzeitig zeichnet sich der Himmel grau dahinter ab. Ich kuschle mich tief in mein Sofa und werde einen Roman verschlingen, sobald diese Zeilen zu einem Ende gebracht worden sind. Doch noch wandern meine Gedanken zu diesem jungen Mann, mit dem ich gerne mehr Zeit verbringen würde. Irgendetwas hält mich davon ab, ihn einfach zum Kaffee einzuladen – anzurufen oder so. Es ist leichter, ihn zu fragen, ob er mit ins Kino kommen möchte. Da sind auch andere. Aber eigentlich möchte ich ihn mal allein treffen, um mehr über ihn zu erfahren. Sein Leben, seine Vorlieben, sein ICH. Wie stelle ich das an, Jesus? Gib mir Mut!

Der Mut stellte sich nicht ganz ein, und so rief ich meinen Bruder Niko an und erst dann Conte. Wozu ein großer Bruder doch alles gut sein kann. Zusammen mit Valerie gingen wir mal wieder ins Kino. »Der letzte Samurai«. Ich holte Conte bei Angela und Johannes in der Karlsgasse mit dem Auto ab. Wir mussten noch mal kurz zurück, um zwei Kissen einzupacken, und kamen so zu spät ins Kino. Es war immer so urig, weil er zwei riesige weiße Kissen mit sich rumschleppte, um besser sitzen zu können. Das hatte ihm sein Masseur empfohlen. Sein Rücken tat immer so weh, und dadurch, dass er so viel Gewicht verloren hatte im Laufe seiner Krankheit, wurde langes Sitzen für ihn mehr und mehr zur Qual. Viele Menschen schauten erstaunt, wenn wir so daherkamen. Manche lachten. Er scherte sich nicht um die Blicke der Leute. Was wussten die schon von ihm?

TAGEBUCH ABENDS

Prachtvoller Film – und doofste Situation ever!!! Conte saß in der Reihe HINTER mir! Mist – ich war so angespannt ob seiner Gegenwart in meinem Rücken, und dann sagt er auch noch von hinten in mein Ohr, er könne stundenlang hinter mir sitzen – Ironiker! Monster AG will er mit mir anschauen – hihi. Jetzt ist er erst mal übers Wochenende in Deutschland. Er muss zum Arzt. Oh Mann! Er hat einen ganz ernsten Blick bekommen, als er mich angeschaut hat. Oder bilde ich mir das nur ein? Wie soll ich das Wochenende nur aushalten – wo er einfach nicht hier ist? Mist!

Ich war also wieder in Wien, aber wie sollte man konzentriert arbeiten, wenn der Kopf so voller Bilder und der Bauch so voller Gefühle war? Für mich standen Prüfungen an der Uni an, aber Conte schlich sich unentwegt in meine Gedanken, machte sich breit und führte ein gewisses Eigenleben in mir. Ich wollte es zulassen und gleichzeitig schützend die Arme um mich legen. Warum war ich so ängstlich?

Nun, das Abgewiesenwerden in meiner Vergangenheit fand sich doch tiefer eingegraben in mir, als ich gedacht hatte. Ich war verwirrt. Unschlüssig. Vorsichtig. War bereit, wegzulaufen, weil schon wieder ein Mann ernsthaft in mein Leben zu kommen drohte. Ernsthaft allein deswegen, weil ich beschlossen hatte, ihm Eintritt zu gewähren. Ich wollte nicht, dass es wieder in einem Desaster endet – sowohl für ihn als auch für mich. Ich fühlte mich wie ein Emotionskrüppel – verbot mir, von ihm zu träumen, und mochte den Gedanken, dass aus uns etwas werden könnte, gar nicht zulassen. Gleichzeitig blieb mir gar nichts anderes übrig.

Meine Gedanken wanderten zu den Männern, die in meinem Leben bisher eine Rolle gespielt hatten. Der eine war reine Schwärmerei gewesen. Meinerseits. Mit dem zweiten war es anders gewesen. Bei ihm hatte ich mich ganz in die Geschichte hineinbegeben, ohne jedoch alles geben zu können. Zum einen, weil er es gar nicht wollte, und zum andern, weil ich vielleicht auch nicht konnte. Es war eigenartig gewesen, weil wir uns in einer laufenden Entwicklung befunden hatten; ständig waren wir irgendwohin unterwegs gewesen – fortwährende Anstrengung meinerseits, die auf williges Reagieren seinerseits stieß. Dass der Wind in unseren Segeln von mir ausging, wurde mir zu spät klar, und so war es auch mein Sturm, der uns zum Kentern brachte.

Jetzt war ich gerade im Begriff und durchaus gewillt,

in ein neues Boot zu steigen. Aber gleichzeitig trug ich Wackersteine um den Hals, Hemmungen und Ängste, die abzugeben alles andere als leicht waren. Das Vertrauen, dass Conte vielleicht einfach auch einsteigen wollte und bereit war, seinen Teil zum Wind beizutragen ... dieses Vertrauen war nicht zu finden in mir. War ich nicht der Antrieb, gab es dann keinen? Ich hatte Angst, einzusteigen und erst auf hoher See zu merken, dass nur meine Lungen unser Segel blähten. Das hieß ganz einfach, dass ich aufhören musste, zu blasen – und zwar jetzt, wo wir noch im Hafen lagen. Und ich sollte warten, zurücktreten und fühlen, ob der Wind auch aus seiner Lunge kommt. Ob auch er wollte ...

***

Ich schickte zwanglose SMS an Conte, hatte aber Angst. Nicht vor ihm, er war immer reizend. Aber davor, mich gefühlsmäßig wieder in eine Situation zu begeben, die nirgendwo hinführte. Ganz abgesehen von der im Hintergrund flimmernden Furcht, mich in ihn zu verlieben und ihm dann beim Sterben zusehen zu müssen. Häufig richtete ich meinen Blick nach innen und schickte in meiner Hilflosigkeit nur drei Worte zum Himmel:

Lass ihn leben!

Tagebuch vom 10. 1. 2004

Jesus, sollte ich schon wieder in eine Sackgasse laufen, dann halte mich rechtzeitig auf, bevor ich gegen Mauern laufe und mir womöglich etwas breche. Warum schon wieder ich? Ich weiß doch noch so verdammt wenig über ihn – kaum mehr, als dass er erste Spuren in meiner Seele hinterlassen hat. Ob

Gott – Du kennst meine Fähigkeiten, mich zu verrennen, und auch meine Sehnsüchte. Nur Du kennst den Grund für alles, durchblickst mein INNERSTES. *Ich habe es noch nie wirklich abgegeben – die Kontrolle über mein Leben. An Dich. Vielleicht bin ich dazu selbst auch gar nicht in der Lage? Dann entreiß es mir – nimm, was Dir eh gehört. Mein Wille und Verstand halten es Dir entgegen – mein Herz? Ich weiß es nicht, da es so von Sehnsucht umnebelt ist. Ich weiß nicht, ob ich jemals aufhören kann, meinen Blick auf einen irdischen Mann zu richten. Und soll ich das denn? Was ist meine Berufung? Ist es die Ehe? Wo ist dann der Ehemann? Ist es etwas anderes? Bin ich auf dem Weg dorthin? Oder schon mittendrin? Oder ist der Stillstand, den ich ab und zu fühle, etwa auch Bestimmung? Die romantischen Phantastereien lassen sich auch nicht abschalten – nie wirklich. Vielleicht denke ich auch nur mal wieder zu viel nach. Wäre ich ein Optimist (dachte, ich wäre es), dann würde ich jetzt einfach zufrieden grinsen und hoffen, dass Conte anruft, wenn er wieder da ist, und sich auch auf mich freut, so wie ich mich auf ihn. Ganz locker und ganz leicht. Ohne Wackersteine um den Hals – ohne beschwerende Vergangenheit. Ob er auch darüber nachdenkt und ihn frühere Beziehungen beeinflussen? Oder ob sein momentanes Krankheitsbild das Bild weit mehr prägt? Ob für ihn das, im Zusammenhang mit mir, eine Rolle spielt? Er ist so voll der Hoffnung – so wunderbar positiv. Aber das ist nur, was wir nach außen hin sehen können. Das ist nur der Conte, den er uns zu sehen gibt. Wo hat er die Angst vergraben? Die Todesangst? Die Gedanken ans Sterben und die hoffnungslosen Momente? Die*

Hoffnung MUSS stärker sein. Bestimmt! Und das ist sie auch, sonst würde wohl die Energie fehlen, jeden Tag neu und ungehemmt anzugehen.

Ob sich wohl viel in seiner Lebenseinstellung geändert hat? Ob er wohl irgendwann beschlossen hat, so zu leben, als könne jeder Tag sein letzter sein – im vollen Bewusstsein, dass das bei ihm wahrscheinlicher ist als bei anderen Menschen?

Obwohl – ich könnte morgen vor ein Auto laufen und umkommen. Allerdings ist es wohl etwas anderes, wenn einen ein Krebs einfach und unaufhaltsam von innen auffrisst. Ich würde ihn das alles gerne fragen. Auch wie sich seine Beziehung zu Dir, Jesus, geändert hat. Er hat einen Rosenkranzring am Finger getragen …

Darf ich ihn lieben, Jesus? Darf ich?

Blöde Frage – Ego Me sagt und argumentiert nur auf Gegengabe – ist es auch ohne möglich? Agape?

Eigentlich ist was ganz Normales passiert. Ich habe einen attraktiven jungen Mann getroffen, der mein Interesse geweckt hat. So weit, so gut. Nur, dass ungefähr an diesem Punkt schon meine Gedanken mit mir davongaloppiert sind – mir nicht mal die geringste Chance lassend. Vielleicht ist es aber auch normal – vielleicht denken alle so viel nach, wenn es dazu kommt? Wohl kaum, sonst würden gar keine Beziehungen mehr zustande kommen. Weniger denken ist in diesem Fall vielleicht ja mehr?

Aber gut – für heute (es ist schon morgen) ist Schluss, und ich will all das Geschriebene wieder in Deine Hände legen, Jesus! Segne Conte und mach ihn heil! Und segne auch Valerie – mit Liebe.

Amen und gute Nacht.

Als Conte aus Köln zurückkam, rief er mich an … seine Testergebnisse waren nicht gut gewesen – aber er zeigte nicht, wie sehr ihn das mitnahm. Er meinte, er wolle jetzt einfach nicht darüber nachdenken – lieber schöne Dinge tun. Und diese schönen Dinge wollte er offensichtlich *mit mir* unternehmen. Es war, als wolle er mit mir zusammen weglaufen – innerlich.

Aber natürlich war er sich realistisch über seine Situation absolut im Klaren. Die Schmerzen, die ihn plagten, sprachen ihre eigene Sprache, drängten sich lauthals und ungewünscht auf; sie waren unüberhörbar, auch wenn er nichts lieber getan hätte, als wegzuhören.

Also fragte ich ihn – fragte nach der Angst vor dem Tod, vor dem Sterben. Mutig und ein bisschen dreist kam ich mir dabei vor. Aber wieder überraschte er mich mit seiner Offenheit. Er erklärte mir, dass er keine Angst vor dem Tod habe. Nein – nicht rational. Aber manchmal, da überkäme ihn eine … körperliche … eine schüttelnde Todesangst.

»Dann … ich kann dann nichts dagegen tun.«

Er stockte. Suchte nach Worten.

Es war kompliziert für ihn, das zu beschreiben. Ich denke, man kann es nur verstehen, wenn man es selbst erlebt hat. Mir zumindest fiel es schwer, seine Erfahrung nachzuvollziehen. Er erzählte, dass es eine Zeit gab, kurz bevor er nach Wien gekommen war, in der er das Leben schon aufgegeben hatte und willig und gelassen gestorben wäre. In dieser Zeit habe er sich so intensiv mit dem Tod auseinandergesetzt, dass dieser für ihn keinen Schrecken mehr darstelle.

»Aber«, sagte er vehement, »jetzt will ich nicht mehr sterben. Ich habe wieder Hoffnung.« Er sah mich an. »Hörst du? Ich will leben!«

Da ist dieser Mensch mit dem Tod konfrontiert, und zwar ziemlich konkret. Mal sehen, ob ich mich traue, ihn danach zu fragen. Ich möchte gerne mal seine Oberfläche ankratzen und mir den inneren Conte anschauen. Auch den vergangenen – den, der er mal war. Habe ich ihn auf dem absteigenden Ast kennengelernt? Oder auf dem aufsteigenden? Zu Dir, Jesus? Und was macht er auf meinem Weg, Herr?? Tja – ich werde wohl keine Antwort finden, indem ich mich drücke. Wenn er Lust hat, heute mit mir Kaffee zu trinken, dann werde ich anfangen, ihn kennenzulernen. Und wenn es das Letzte ist, was ich tue!

Conte hatte Lust – sogar große, und so ließ ich Uni Uni sein, schwänzte meine Vorlesung und traf mich mit ihm im Café Landmann am Wiener Innenstadtring. Es war herrlich aufregend – und ein bisschen dekadent. Wir verbrachten mehrere Stunden in dem typisch wienerischen Kaffeehaus. Der Ober, schwarz-weiß gekleidet und mit einer allwissenden, leicht snobistischen Aura umgeben, brachte uns nach einer Ewigkeit die Bestellung. Die Ober in den Wiener Kaffeehäusern haben dieses ganz bestimmte Etwas; sie vermitteln, dass sie sich eigentlich für die besseren Menschen halten – eine Art Elite der Nachmittagsstunden. Dabei wirkt das bei den einen tatsächlich würdevoll – bei unserem Exemplar hier schien es jedoch eher aufgesetzt.

Conte trank literweise Orangensaft und beneidete mich um meine heiße Schokolade mit Schlagobers. Wir redeten über ihn und über mich und dann über die Seele und Gott und Schlittschuhlaufen. Die Seele war ein Thema, das uns beide sehr faszinierte, und auch später haben wir noch einige Zeit damit verbracht, sie zu erforschen.

Zwei Tage danach waren wir erneut Kaffee trinken, und am 19. Januar kam Conte dann bei mir vorbei, und wir haben uns den Disney-Film »Monster AG« angeschaut. Er brachte Alice mit und einen Beamer. Valerie und ihr Bruder Franz waren auch mit von der Partie. Der drollige Film – herrlich übergroß an die Wand geworfen – amüsierte uns prächtig, und das anschließende Gespräch wanderte von Disney über Alpträume bis hin zu Valeries Fotografien.

Irgendwann gingen dann alle nach Hause – müde und zufrieden –, bis auf Conte. Als Valerie in ihrem Zimmer verschwunden war, begannen wir zu reden. Unzählige Worte füllten den Raum. Erzähltes bekam Konturen und begann Form anzunehmen. Der Mensch und seine Geschichte flossen langsam zu einer Einheit zusammen. Wir waren eigentlich unheimlich müde, wollten uns aber nicht trennen. Conte hatte es sich auf meinen grünen Polstermöbeln bequem gemacht. Ich lag, das Kinn in die Hände gestützt, auf meinem Bett. Ich erfuhr viel über seine neue Therapie, vergangene Chemotherapien und auch psychologische Behandlungen, die er bereits versucht hatte. Über ein Jahr waren seit der Diagnose vergangen. Nach Abschluss seines Studiums hatte er eine Rucksackreise mit einem Freund gemacht. Am Ende war er zusammengebrochen. Einfach so. Es hatte lange gedauert, bis die tatsächliche Ursache gefunden werden konnte … lange Wochen der Unruhe und Unsicherheit. Dann der Befund: Leberkrebs. Erschütterung. Monate unterschiedlicher Behandlungen. Aufgegeben werden. Dann ein neuer Hoffnungsschimmer. Und jetzt Wien. Er meinte von sich selbst, dass er sich sehr verändert habe in dieser Zeit. Die Auseinandersetzung mit der eigenen Endlichkeit prägt. Er meinte halb im Spaß, dass ich ihn wahrscheinlich gar nicht gemocht hätte – früher. Ich war tief beeindruckt von seiner Ehrlichkeit. Er zeigte mir den »Port« an seiner rechten Schulter – ein rundes, hartes Gebilde, das über einen kleinen Schlauch mit dem Herzen verbunden ist, einoperiert unter die Haut –, durch das man Mittel injizieren kann. Den hatte er für die Chemotherapie benötigt. Ich war schließlich mutig, fragte und durfte ganz vorsichtig meine Hand auf seinen Tumor legen. Das tat ihm weh, aber er ließ mich gewähren.

Der Tumor war fühlbar, groß und zu dem Zeitpunkt sehr hart. Seine Haut spannte über der Geschwulst, und es war eigenartig, ihn zu berühren. Conte ließ in diesem Moment eine Nähe zu, die mich überraschte. Ihn wahrscheinlich auch. Er selbst legte dann schützend seine Hand über die Stelle, wo seine Leber sitzt. Er meinte: »Ist doch paradox, dass ich die Stelle meines Körpers, die vom Krebs befallen ist, am meisten schütze, oder?«

Paradox. Ja. Seine Hand berührte bei diesen Worten kurz meine. Ich zog sie weg.

Sein Lachen brach den verwirrten Moment. Und das war auch gut so. Als Conte dann schließlich beschloss, jetzt dann doch zu gehen, stellten wir fest, dass es schon sechs Uhr morgens war. Wir hatten überhaupt nicht bemerkt, wie die Stunden vergangen waren.

Die Zeit, die ich mit Conte verbracht habe, ist immer verflogen – viel zu schnell.

***

Nachträglicher Brief, den ich nach seinem Tod schrieb:

Liebster Conte,

in diesen Tagen vor und nach Weihnachten habe ich sehr viel über Dich nachgedacht. Die paar Mal, die wir uns gesehen hatten, hatten einen tiefen Eindruck bei mir hinterlassen. Ich betete viel und inständig, und gleichzeitig hatte ich Angst, das Gefühl wirklich an mich heranzulassen. Ich war im Begriff, mich in Dich zu verlieben, aber so einfach war es eben nicht. Mir war klar, dass Du eine schwere Krankheit hattest und nur ein Wunder Dich würde retten können, und dieser Gedanke machte mir unglaubliche Angst. Wie konnte ich mich fallen lassen in dieses Gefühl – es zulassen, wissend, wie es um Dich stand? Vor Weihnachten war mir eines ziemlich schnell klar geworden. Es liegt an mir. Entweder ich belasse es, wie es ist, und wir sind vage befreundet, und ich beobachte Dich aus der Ferne – oder ich springe.

Wenn ich springe, dann mit allen Konsequenzen und Folgen. Ich war verliebt, aber nicht so blind, um nicht zu sehen, dass es eben auch mit dem Tod würde enden können. Und das vielleicht früher als gewollt. Vielleicht bin ich vor Weihnachten gesprungen, vielleicht danach – auf jeden Fall habe ich es getan und mich hundertprozentig für Dich entschieden. Für Dich und für die Hoffnung.

Deine Isi

3.

Eiswalzer

Trotz dieser kurzen, aufregenden Nacht raffte ich mich am Morgen auf und ging in die Universität. Anwesenheitspflicht wurde somit mit rein körperlicher Teilnahme erfüllt. Gedanklich war ich nämlich ganz woanders. Conte und ich hatten nachts noch beschlossen, am folgenden Tag – also heute – Eislaufen zu gehen. Ich lief den ganzen Tag mit einem breiten Grinsen durch die Gegend, freute mich an allem und jedem und fühlte mich wie auf Wolken. Wir hatten gehört, dass man im Hotel Intercontinental Schlittschuhlaufen konnte und nach fünf Uhr auch nur noch den halben Eintrittspreis zahlen musste. Das studentische Ohr hatte dieses Detail natürlich sofort aufgefangen. Wir hatten folglich ausgemacht, uns um fünf zu treffen beziehungsweise dass Conte mich um fünf an der Uni abholen würde. Gesagt – getan.

Ich verließ ungeduldig, eine Viertelstunde früher, meine Vorlesung. Was gelehrt worden war? Ich habe ehrlich gesagt keinen blassen Schimmer. Es wurde quälend langsam fünf Uhr. Tick Tack. Kein Conte tauchte auf. Tick Tack. Ich wartete vor dem NIG, einem scheußlichen grauen Universitätsgebäude, und lief unruhig hin und her. Tick Tack. Mit den Augen suchte ich die Autos ab, die an der Ampel hielten, ob hinter einer der Scheiben vielleicht Contes spitze Nase hervorlugte. Nichts.

Auf einmal stand meine Freundin Julie vor mir. Auf meine Frage hin meinte sie: »Conte? Den habe ich eben erst getroffen. Er durchkämmt grade das ganze NIG nach dir!« Er war mit dem Paternoster (ein alter Aufzug ohne Türen, der immerzu fährt, in dem man rechtzeitig ein- und aussteigen muss) ganz hinauf ins sechste Stockwerk gefahren und hatte in jedem Stockwerk nachgesehen, da er ja nicht wusste, wo ich zu finden sein würde. Julie musste ziemlich grinsen, erklärte irgendetwas von eindeutigen »Vibes«, und bevor ich mich weiter damit auseinandersetzen musste, kam Conte schon um die Ecke gebogen. Ich war heilfroh, wegzukommen und keine weiteren Erklärungen für etwas abgeben zu müssen, was ich mir selbst noch kaum erklären konnte. Ich schlüpfte neben Conte ins Auto und ließ Julie mit dem Versprechen zurück, bald mit ihr einen Kaffee trinken zu gehen.

***

Wir fuhren in seinem Auto zum Interconti, und Conte lud mich ein. Ich musste mir Schlittschuhe ausleihen. Größe 39. Schlittschuhe drücken immer. Und Sport ist Mord. Aber neben ziemlichem Bammel, mich völlig zu blamieren – ich war nie eine gute Eisläuferin gewesen –, freute ich mich auch. Es war mal was anderes. Erstaunlicherweise ging es dann sehr gut. Anfangs schlitterte ich ungeschickt übers Eis, fühlte mich schrecklich gestelzt und steif. Conte lachte ein bisschen bei meinem ungelenken Anblick, wich jedoch nicht von meiner Seite. Er selbst war ein ziemlich guter Schlittschuhläufer. Das war natürlich ein Vorteil für mich.

Wir verbrachten viele Stunden auf dem Eis. Conte

musste sich in regelmäßigen Abständen an den Rand setzen und ausruhen, da er schnell außer Atem geriet. Mich störte das nicht, hatte ich doch gerade Spaß daran gefunden, mich auch selbstständig auf dem Eis zu bewegen. Entspannt drehte ich ein paar Runden und landete immer wieder an seiner Seite. Schließlich konnte er es nicht lassen, ein bisschen aufzuschneiden. Männer! Schwungvoll, sich mit einem Blick versichernd, dass ich auch hinsah, setzte er zu einer eleganten Drehung an. Erst ging es gut. Es sah ziemlich cool aus. Er hatte jedoch nicht mit seinen weichenden Kräften gerechnet, und so schlug er schwer auf dem Eis auf. Ich erschrak ziemlich heftig. Auf wackeligen Beinen schlitterte ich zu ihm. Conte lag, gleichzeitig schimpfend und lachend, wie ein Maikäfer auf dem Rücken und meinte, er werde es mir noch mal vormachen, sobald er wieder gesund sei! Angeber!

Irgendwann, als es schon beinahe dunkel geworden war und Scheinwerfer den Platz erhellten, ertönte aus den Musikboxen ein Wiener Walzer. Diese Klänge kennt jeder. Erst recht hier in ihrer Geburtsstadt. Sie gehen leicht ins Ohr und direkt in die Beine. Mehrere Paare begaben sich auf einen abgegrenzten Teil der Eisfläche und begannen schwungvoll zu tanzen. Schön sah das aus. Leicht und elegant. Ich sah Conte von der Seite an. Er fing meinen Blick auf, machte grinsend eine kleine Verbeugung und hielt mir die Hand hin. Unter heftigen Lachattacken versuchten wir unser Glück im Dreivierteltakt. Als wir gänzlich unbeholfen eigentlich nur stolperten und nicht einmal eine einzige Drehung hinbekamen, da unsere Füße sich gegenseitig den Weg zu versperren schienen, begnügten wir uns damit, die anderen maßlos zu bewundern, die in höchster Grazie nur so übers Eis zu schweben schienen. Es war ein sonderbar verzauberter Moment.

Später ließen wir den Nachmittag ausklingen, indem wir im dortigen Café noch eine heiße Schokolade tranken. Einmal mit und einmal ohne Schlag. Es war ein herrlicher Nachmittag. Das sagte ich Conte auch, als wir später im Auto saßen und ich mich gerade durch seine CD-Sammlung blätterte. Ich sagte es so leicht dahin, als wäre es nicht so wichtig. Sein Blick verriet mir aber, dass er mich verstanden hatte. Conte spielte mir seine Lieblingslieder vor, und langsam rollten wir dahin. Wir beendeten den Tag, indem wir zu McDonald's am Schwarzenbergplatz fuhren und uns jeder ein Menü gönnten. Einmal Chicken Mac Nuggets für den Herrn und einmal Mac Chicken für die Dame. Mit Pommes. Und Mayo. Eh klar. Das passte zwar durchaus nicht in Contes Diät, aber er hatte McDonald's besonders gerne und gönnte sich ab und zu eine Ausnahme. Wir saßen in roten Pseudoledersesseln, an runden Tischchen, die noch leicht ekelige Spuren Ketchup von anderen Leuten aufwiesen. Von greller Neonbeleuchtung beschienen, genossen wir unser Fastfood. Da fragte ich ihn, so ganz en passant, ob er am Wochenende nicht zu unserer Jugendjagd kommen wolle. Nach Drahenice. Zu mir nach Hause. Wieder versuchte ich, es möglichst beiläufig klingen zu lassen. So, als lüde ich alle Tage mal jemand fast Unbekannten und Neuen zu uns nach Hause ein. Innerlich rechnete ich fest mit einer Absage – warum auch immer!

»Sofort«, meinte er, »sogar sehr gerne.« Allerdings nur, wenn sein Zustand es erlaube …

***

Seine gesundheitliche Verfassung war schwankend und höchst schwer einzuschätzen. Das machte das Planen so schwierig. Es gab Tage, die er vollständig geschwächt im Bett verbrachte, und andere, an denen er durchaus in der Lage war, etwas zu unternehmen, wie zum Beispiel Eislaufen ... Von seinen schlechten Tagen bekam ich anfangs noch sehr wenig mit, da er es nicht zuließ. Wir trafen uns nur, wenn es ihm gut ging und er ausreichend Kraft und Energie hatte. Er erklärte mir mit Nachdruck, dass eventuelle Absagen seinerseits durchaus nicht an mir lägen, sondern daran, dass er dann wirklich nicht könne ... und wehe, ich würde auf andere Gedanken kommen.

TAGEBUCH 21. 1. 2004

Ich bin Babysitten, und die Kleine ist zum Glück todmüde – eigentlich sollte sie erst um halb elf schlafen, aber es ist zehn, und sie liegt, ohne zu quengeln, im Bett und schaut mir durch den Türschlitz zu – ziemlich müdes kleines Wesen. Und ich? Mein Magen ist ein einziger Krampf – es sieht ganz nach seelischer Turbulenz aus. Ich werde daran auch nichts ändern, wenn ich es aufschreibe, aber da meine Gedanken sowieso am Wandern sind, kann ich sie genauso gut bündeln.

Conte – die Turbulenz heißt Conte. Oh Mann – und ich habe ihm »QUER DURCH MICH« (eine kleine Zusammenstellung von Texten und Gedichten, die ich geschrieben habe) zum Lesen mitgegeben. Etwas Eigenes jemandem zum Lesen zu geben heißt auch immer, sich einer möglichen Kritik auszusetzen. Bin ich verrückt? Er hat ganz bestimmt keine Ahnung, was mit mir los ist ... und ich bin viel zu befangen, um festzustellen, was los ist in ihm. Ich freue mich, wenn er es liest, und habe ein bisschen Angst, dass er es lächerlich finden könnte – milde herablassend lächelnd lächerlich.

UH! Krampf in meinem Magen. »Calvin and Hobbes« wird er lustig finden – darauf könnte ich wetten. Es wäre verdammt cool, wenn er am Wochenende mitkommen würde, auch wenn es 1001 Spekulationen in meiner Familie auslösen wird … was ich nicht will, nicht weiß, wie ich das finden soll. Ich fürchte nämlich, Mami wird mich sofort durchschauen und meine Cousine Tina auch. »Ein Freund aus Wien … Buxtehude!« Aber nur, weil ich einmal mehr in die Untiefen von Gefühlsturbulenzen falle, heißt das noch lange nicht, dass es bei ihm auch der Fall ist. Valerie hat es mal wieder treffend auf den Punkt gebracht – geht es hauptsächlich von dir aus, Isi? Ja und nein, würde ich sagen.

Und was denke ich überhaupt – er findet mich nett, OK! Und er verbringt gerne Zeit mit mir. Aber mehr muss ja gar nicht dahinterstecken. Er hat weiß Gott andere Sorgen im Moment! Das Problem ist halt, dass ich nicht denke, sondern fühle. Und ich fühle Großartiges. Total relaxend, wenn er da ist – es ist so einfach, mit ihm zu reden – über Gott und die Welt und ihn und das Leben. Und ich habe kaum Berührungsängste – im Gegenteil, ich muss mich sehr zurückhalten, um seine Hände nicht ständig anfassen zu wollen. Coole Hände hat er! Er kann jonglieren – mit Lourdeswasser und Cremes … Er trägt eine ganz kleine Flasche mit Lourdeswasser immer in der Tasche … Du, Jesus, spielst eine Rolle in seinem Leben. Schenke ihm das Leben! Bitte!

Vielleicht ist das in meinem Bauch ja Sehnsucht – Aufregung – Entzugserscheinungen … Ich frage mich, ob Männer das auch so empfinden – wie ein ziehender, guter Schmerz, der meine ganzen Eingeweide zerreißt. Das ist schlagartig vorbei, wenn ich ihn sehe, mit ihm reden kann, ihn anschaue.

Würde ich ihn gerne küssen? Ja! Ich würde ihn gerne küssen – aber noch viel mehr würde ich gerne den Wunsch in ihm wecken, mich küssen zu wollen. Ich lasse viel zu viel und viel zu schnell über mich raus. Armer Conte – hihi –, aber bisher hat er gut damit umgehen können. Wenn nur meine Angst nicht wäre. Ich könnte ihn anrufen, und er würde sich freuen. Aber wird er mich anrufen, wenn ich es nicht tue? Dummes Isi – warte halt einfach ab! Aber ich bin kein starker Abwarter, viel zu schnell bereit, mich doch schnell zu melden. Wie auch immer – ich bin auch echt nicht so wichtig! Segne ihn, Herr. Amen.

Noch was, was mir Kopfzerbrechen bereitet – ein Freund von mir, der eine Israelreise organisiert, möchte gerne, dass ich schon fünf Tage früher mit ihm nach Jerusalem fliege – quasi zur Vorbereitung für den Trip –, ich hätte allergrößte Lust. Und dabei habe ich doch gar kein GELD! Scheiße – weiß gar nicht, wie ich das alles hinkriegen soll. Und es wäre wirklich COOL, diese Reise zu machen. Ich liebe Israel nun mal! Auch wenn ich dann den Conte schon wieder drei Wochen nicht sehen werde – autsch!

Ich hatte ihm »Quer durch mich« von mir zum Lesen gegeben, und er fand meine Texte, zu meiner größten Erleichterung, gut. Man setzt sich immer einem Risiko aus, wenn man jemanden Eigenes lesen lässt. Um mir zu zeigen, dass er das wertschätze, schickte er mir ein Gedicht, welches er selber geschrieben hatte. Er lichtete es mit seiner Digitalkamera ab und versendete es als E-Mail-Anhang. Er nahm mir allerdings das dringende Versprechen ab, es sofort zu löschen, nachdem ich es gelesen hatte. Das tat ich dann auch, allerdings erst, nachdem ich es immer und immer wieder gelesen hatte und es tief in mein Herz gedrungen war.

Die geplante Reise über Ostern nach Israel habe ich letztendlich leider absagen müssen, aus finanziellen Nöten ... Conte hat es gefreut!

In diesen Tagen nach dem Eislaufausflug habe ich schließlich Julie getroffen und ihr alles erzählt, was mich bewegte. Meine Freundin Julie, ein überdurchschnittlich hoch gewachsenes Mädchen, hat Sommersprossen und ist eine richtige Schönheit. Manchen erscheint sie bei der ersten Begegnung etwas unnahbar, aber in Wirklichkeit hat sie wahnsinnig viel Herz. Auf jeden Fall ist sie für Menschen, die sie in ihr Herz geschlossen hat, immer da. Es tat richtig gut, einmal über alles zu sprechen und es in Worte zu fassen, oder es zumindest zu versuchen. Nachdem meine Freundin – sie ist geübt darin, mich aus mir herauszulocken – ein bisschen gekratzt hatte, quollen die Worte nur so aus mir raus. Die Aufregung, das Kribbeln im Bauch, die Angst vor seiner Krankheit, die Freude, mit ihm Zeit zu verbringen, und alles andere. Julie war einfach da und hörte mir zu und wollte schließlich wissen, ob ich nun eigentlich mit Conte zusammen sei:

»Seid ihr jetzt eigentlich ein ... na ja ... ein Paar?«

Tja – dazu konnte ich keine Auskunft geben, da ich es selbst nicht so genau wusste. Manchmal ist es eben nicht klar und ausgesprochen, was zwischen zwei Menschen stattfindet, auch wenn man sonst alles und jedes beredet. Sehr spannende Phase!!!

Julie machte sich über diese Phase eine aufschlussreiche Notiz, die sie mir später zeigte (schön, von sich in der dritten Person zu hören): »Isi erzählte mir überglücklich von einer Videonacht mit Conte, die erst morgens endete, traf ihn permanent und schaffte es aber immer noch, mir zu erzählen, dass sie sich doch einfach nur nett fanden, und wie ich darauf kommen würde, da mehr zu sehen. Es dauerte noch ein paar Tage, bis sie mir dann erklärte, dass sie eventuell doch ein bisschen verwirrt sei und Conte als Grund dafür nicht auszuschließen sei. Irgendwie hatte ich sofort einen Kloß im Hals und ein komisches Mischgefühl. Sie saß vor mir, war so verliebt, und ich konnte gar nicht anders, als ihre Freude zu teilen. Dann schnürte sich mir aber auch der Magen zu bei dem Gedanken, dass sie sich da in was reinstürzt, was sie im schlimmsten Fall auch zerbrechen kann.«

***

Ich bin in diesen Tagen bereits viel bei Conte in der Karlsgasse gewesen. Die Karlsgasse. Erstaunlich, wie einem gewisse Orte so vertraut werden können. Die luftigen hohen Räume, modern eingerichtet und durch die großen Fenster angenehm hell. Die einladende Küche, mit dem kleinen Tisch. Eine junge, aber doch gesettelte Wohnung, die gut den Charakter ihrer Eigentümer widerspiegelte. Einladend, ordentlich und irgendwie … frisch. Angela und Johannes gewöhnten sich schon mal daran, dass ich des Öfteren auf ihrem braunen Sofa saß, wenn sie abends nach Hause kamen. Wenn es sie ab und zu genervt oder gestört hat, so haben sie es sich nicht anmerken lassen. Einmal tauchte ich unangemeldet bei ihnen auf, und Conte schlief. Ich wollte ihn nicht wecken und wieder gehen, aber Angela meinte, ich solle doch bleiben und warten, bis er aus seinem Zimmer kommt. Also wartete ich und freundete mich währenddessen ein bisschen mit ihrer kleinen Tochter Mäuffi an. Das kleine Mädchen ist ihrem Vater wie aus dem Gesicht geschnitten. Ein sehr herziges Kind, das man gerne ständig auf die prallen roten Bäckchen küssen will.

Schließlich luden die beiden mich ein, mit ihnen zu Abend zu essen. Ich wollte erst ablehnen, weil es mir vorkam, als hätte ich mich aufgedrängt, aber dann blieb ich doch. Ich aß also mit Angela und Johannes zu Abend, stellte fest, dass man mit den beiden auch wunderbar reden konnte, und nach dem Essen zeigte Johannes mir noch die Pläne von ihrem neues Haus, welches sie, etwa eine Stunde von Wien entfernt, gebaut hatten. Es war fast fertig. Conte hatte bei ein paar Details geholfen. Stimmt. Er hatte ja Architektur studiert.

Ich finde es bewundernswert, wie Angela und Johannes mit allem umgegangen sind. Offen und mit zwei riesigen, warmen Herzen ausgestattet, haben sie ihr Haus für Conte geöffnet. Anfangs haben sie gewiss nicht geahnt, was damit noch alles verbunden sein würde.

Als Conte nach zwei Stunden immer noch nicht aufgetaucht war, bedankte ich mich recht herzlich und ging unverrichteter Dinge nach Hause. Am nächsten Tag handelte ich mir dafür eine ordentliche Ladung Schimpfe von Conte ein.

»Du hättest doch einfach zu mir reinkommen können«, meinte er leicht empört. Das nächste Mal solle ich bitte nicht so scheu sein und ihn wecken. Er gönne Angela und Johannes ja meine Gesellschaft sehr, aber sich selbst gönne er sie noch viel lieber. Meistens läge er sowieso wach auf seinem Bett und starre die Decke an.

Also ließ ich Scheu Scheu sein, und drang beim nächsten Mal mutig in seine Höhle vor.

4.

Jagdszenen

Tagebuch 23. 1. 2004

Heute ist Mamis Geburtstag – segne sie, Jesus!

Und wir fahren nach Hause. Ich fühle mich jetzt auch ganz entspannt bei dem Gedanken, dass Conte mitkommt. Was soll schon passieren? Die Menschen, die ich am meisten liebe auf der Welt, werden den Menschen kennenlernen, in den ich mich gerade verliebe – jeden Tag ein bisschen mehr. Gestern sind mir ganz extrem seine Lachfältchen aufgefallen. Super schöne Lachfältchen. Das wird ihm, wenn er älter ist, sehr viel Charme verleihen. Nicht, dass es das nicht jetzt schon täte, aber ich muss ihn wohl noch öfter zum Lachen bringen, damit sie sich vertiefen. Schön ist das. Es kommt mir abstrakt und unwirklich vor, dass ich ihn in so kurzer Zeit so gern bekommen habe – gern bekommen? Lieb gewonnen? Na ja – auf jeden Fall treibt mich noch die leise Angst um, dass ich träume und eines Morgens aufwache und von Conte noch nie was gehört habe. Das wäre schlimm. Witzigerweise traue ich mich nicht zu glauben, dass es einfach auch mal normal und gut verlaufen könnte bei mir. Dass er sich auch in mich verliebt hat und alles irgendwie eine Richtung annimmt. Puh – dabei habe ich doch kaum Komplexe – oder nennt man mich Komplexie? Er ist auf jeden Fall komplexer, als er scheint, und es gibt verdammt viel zu entdecken.

Und ich habe schwer vor, mich auf diese Entdeckungsreise einzulassen – spannend.

Am Freitag rief ich Conte ziemlich früh am Morgen an. Er meinte, es ginge ihm so weit gut.

»Der Jagd steht nichts im Wege.«

Dabei klang er ausgesprochen zufrieden mit sich und der Welt. Ich machte mich noch auf, um eine echte Wiener Sachertorte für Mami zu erstehen. Am Graben in der Wiener Altstadt gibt's die besten. Frisch gekauft, habe ich sie dann allerdings bei uns im Wohnungseingang stehen lassen. Man sieht, dass mein Hirn mit etwas anderem beschäftigt war. Nachmittags packte ich also Valerie ein, und wir fuhren zu Conte, um ihn abzuholen. Mit Valerie hatte ich im Jahr zuvor gemeinsam den Jagdschein gemacht, und so war sie klarerweise mit von der Partie.

Mit Conte irgendwohin zu fahren war immer ein zeitaufwendiges Unterfangen. Meistens begann er erst zu packen, wenn ich schon da war; der Pass musste unterm Bett gesucht und das kleine grüne Öfchen noch schnell repariert werden. Conte hatte dieses Öfchen, das eine irre Wärme ausstrahlen konnte. Das brauchte er, da er nachts immer sehr fror. Es durfte bei Unternehmungen, die eine Nacht und mehr andauerten, nie fehlen. Es nahm Zeit in Anspruch, bis wir uns auf den Weg machen konnten. Das störte mich nicht. Wichtig war, dass er mitkam.

Die Reise in meinem Auto war für ihn nicht sehr angenehm, aber mit zurückgedrehtem Sitz fand er doch eine ganz bequeme Lage. Er beklagte sich nicht. Ich ärgerte mich die ganze Fahrt wahnsinnig, weil ich die Sachertorte vergessen hatte. Zurückfahren lohnte allerdings auch nicht. Die Grenze war schon fast erreicht, die Pässe gezückt. »So ein Mist! Wo hab ich nur meinen Kopf gelassen.«

Ich wurde immer nervöser, je näher wir Drahenice kamen. Die Nervosität hatte viele Gründe, nicht zuletzt Conte selbst. Er hat das sehr wohl bemerkt und zwischendurch Witzchen gemacht, um mich abzulenken. So ging das hin und her. Ich ärgerte mich, Conte scherzte und Valerie ... Valerie hatte wohl nicht allzu viel zu lachen auf der Fahrt, weil wir ziemlich aufeinander fixiert waren ... Sorry!

In Drahenice angekommen, erwartete uns bereits ein hell erleuchtetes Haus voller Menschen. Meine Mutter hatte lauter Köstlichkeiten aufgetischt; wir wurden lauthals und herzlich begrüßt, und ich entspannte mich zusehends. Es gibt schließlich auch kein Gefühl, das dem »Nach-Hause-kommen« gleicht. Conte genoss es sehr, alle kennenzulernen. Von meiner Familie war ihm bisher nur mein Bruder Niko begegnet. Meine Eltern, die anderen Geschwister, die Cousinen und Cousins – alle waren neu für ihn. Witzigerweise kannte er Raphael, den Mann meiner Cousine Tina, von früher. Das erleichterte den Einstieg enorm.

Conte ging an diesem Abend dennoch ziemlich bald schlafen. Die lange Fahrt, die vielen Leute – das war ziemlich anstrengend für ihn gewesen.

***

Den ganzen Samstag über waren wir jagen. Wildschweine standen auf der Abschussliste. Die Gewehre wurden geschultert, Patronen gesucht und noch schnell dicke Strümpfe aus dem Wäschehaufen gesammelt. Ich liebe die Jagd. Schon seit ich ein kleines Mädchen war. Immer habe ich meinen Vater gerne begleitet, wenn er hinausgegangen ist. Es ist unvergleichlich. Das Adrenalin, das einem durch die Adern schießt, wenn ein Stück Wild auf der Bildfläche erscheint. Dann ansprechen, anlegen – tief durchatmen – Schuss. Die Aufregung, wenn man getroffen hat. Aber nicht nur das. Ich mag auch die Stille im Wald, das Warten und Lauschen. Alles, was damit zusammenhängt.

Am Vormittag blieb Conte zu Hause, zur größten Freude meiner kleinen Schwestern, Agnes und Ida. Meine Cousins, Constantin und Felix, konnten nicht ganz verstehen, warum er nicht mit uns hinausging.

»Der jagt nicht?«

Ich hatte wenig Aufklärungsarbeit geleistet. Witzelnd wurde ich gefragt, was ich denn da für eine Memme mitgebracht hätte. Einer, der nicht Jäger war. Einer, dem die Kälte was ausmachte … Waschlappen … Ich ließ sie spotten.

Ich fand, Conte könne sich selbst erklären, und schwieg dazu. Ich hatte recht – er war ja so offen in allem, dass sich eventuelle Fragen und vorschnelle Vermutungen bald in Luft auflösten.

Am Vormittag blieb er also zurück und beglückte Agnes und Ida, indem er mit ihnen stundenlang Karten spielte. Canasta ohne Pause. Zufriedenheit auf allen Seiten. Agnes ist elf und Ida acht, und beide genießen es immer sehr, wenn ihre großen Geschwister Freunde mit nach Hause bringen, die sie dann voll für sich beanspruchen können. Am Nachmittag beschloss Conte aber, es ginge ihm gut genug und er wollte uns in den Wald begleiten. Die Jagd interessierte ihn, und er freute sich bei der Idee, mal wieder so richtig raus in die

Natur zu kommen. Das hatte ihm sehr gefehlt in den letzten Monaten: frische Luft. Bewegung.

Es war eisig kalt. Reichlich Schnee zierte unsere schöne Böhmische Landschaft. Dick eingehüllt machten wir uns alle auf den Weg in den Wald. Papi hatte wohl nicht so ganz realisiert, dass Conte nicht gut weite Strecken gehen konnte. Das war mein Fehler, denn ich hatte nicht viel von dem jungen Mann erzählt, den ich mitgebracht hatte. So kam es, dass er mich, die ich gerne viel gehe, auf den entferntesten Stand hinausschickte.

Conte wanderte stoisch und schwer atmend hinter uns her. Sein Atem dampfte in dichten Wolken hinter dem Schal hervor, den er sich ums Gesicht gewickelt hatte. Am Stand angekommen, war ich kurz in Sorge, ob es nicht zu viel für ihn gewesen war. Mir war klar, dass er vor meinem Vater nicht zugeben würde, wenn es seine Kräfte überforderte. Wir redeten lange nicht, und er holte wieder Atem und tankte Kraft auf. Ich sehe ihn noch vor mir, wie er auf meinem Sitzstock an einen dicken Baum gelehnt dasaß – die Augen geschlossen und das Gesicht Richtung Sonne. Die Hände vor der Brust verschränkt, atmete er langsam und tief ein und aus. Auf seinem Gesicht zeichnete sich ab, dass er es genoss; er wirkte vollkommen entspannt.

Es gefiel ihm ziemlich gut, auch wenn es nicht zu einem einzigen Schuss kam, und so begleitete er mich die nächsten zwei Triebe auch noch. Ich hatte Papi inzwischen aufgeklärt, und so mussten wir die nächsten Male nicht ganz so weit marschieren. Es war bitterkalt, gleichzeitig sonnig, verschneit und wirklich wunderschön im Wald. Der Schnee glitzerte und knirschte unter unseren Füßen. Insgesamt wurde leider nur ein Wildschwein von meinem Cousin Felix erlegt, aber da der Tag so wundervoll gewesen war, störte das keinen. Sehr zufrieden und durchgefroren kamen wir nachmittags wieder nach Hause.

Es war interessant für mich, zu beobachten, wie Conte sich in die Gruppe einfügte, wie er teilweise kritisch beobachtet wurde, aber anscheinend doch alle von sich überzeugte. Es fiel auch schwer, sich seiner Offenheit und positiven Ausstrahlung zu entziehen. Ich hatte da keine Sorge. Schließlich hatte ich es am eigenen Leib erlebt. Ich ließ alle absichtlich im Unklaren, wie unser Verhältnis nun eigentlich genau aussah – teils, weil ich mir ja selbst nicht sicher war, teils, weil ich Erklärungen nicht für nötig hielt.

***

Am Abend war Conte trotz des anstrengenden Tages sehr fit. Wir saßen in unserer gemütlichen Bibliothek und spielten bis tief in die Nacht hinein »Werwolf«. Das ist ein Spiel, das meine Cousinage aufgetan hat. Dabei werden Karten ausgeteilt, und je nachdem, welche Karte man hat, ist man ein Bürger, ein Werwolf oder ein Detektiv. Die Werwölfe bringen dann einen Bürger um, während diese schlafen. Dann diskutieren alle Verbleibenden, um den Werwolf ausfindig zu machen. Ein sehr lustiges Spiel, das aber auch recht hitzig werden kann.

Ich war Bürger. Langweilig. Und ich flog auch prompt in der ersten Runde raus, sprich: der Werwolf hatte sich meiner entledigt. In der Diskussion argumentierte dann mein Cousin Felix frech: »Ist doch ganz klar, dass Conte Werwolf ist – als Erstes schmeißt er seine Freundin raus, weil die ihn am besten kennt.«

Ich wurde rot und versank verlegen in meinem Sessel. Mein Gesicht fühlte sich an, als stünde es in Flammen. Das passiert mir leider ziemlich schnell. Zum Glück achteten die anderen nicht wirklich auf mich. Das Spiel ging einfach weiter. Was hatte er da grade gesagt? Seine Freundin. Felix hatte da im Spaß etwas angesprochen, was uns selbst doch noch gar nicht so klar war. Oder war es? Conte schien auf jeden Fall kein Problem mit der Aussage zu haben und argumentierte, warum er mich im Gegenteil auf keinen Fall raushauen würde …

***

Am Sonntag kam Conte mit in die Messe. Wir haben eine kleine, ungeheizte Kapelle im Haus, wo jeden Sonntag die heilige Messe auf Tschechisch gefeiert wird. Conte musste zwischendrin öfter rausgehen, weil ihm das lange Sitzen auf den harten Holzbänken gar nicht guttat. Aber wie immer versuchte er sich möglichst wenig von seiner Krankheit beeinträchtigen zu lassen. Unauffällig entfernte er sich, kam ebenso unauffällig wieder.

Am Nachmittag führte ich noch ein ausführliches Gespräch mit meinem Cousin Stini. Wir hatten uns lange nicht gesehen und uns viel zu sagen. Mit Stini verbindet mich schon seit unserer frühsten Kindheit die beste Freundschaft. Dass unsere Mütter Zwillinge sind, begünstigte das sicher. Conte erzählte mir später, dass er fast gestorben sei vor Eifersucht, da ich mit Stini einfach für zwei Stunden verschwunden sei …

Valerie, Conte und ich blieben noch ziemlich lange an diesem Sonntag; auch nachdem alle anderen die

Heimreise bereits angetreten hatten. Wir zögerten die Rückfahrt absichtlich so weit wie möglich hinaus. Es war einfach zu gemütlich, in der Bibliothek zu sitzen, mit den Eltern zu schwätzen, Tee zu trinken und sich keinerlei Gedanken übers Morgen machen zu müssen …

***

Dann saßen wir wieder im Auto. Die vertrauten Stra -ßen schlängelten sich unter uns hinweg. Drahenice wurde immer kleiner. Wien immer größer. Bei dieser Rückfahrt war mein Škoda voll mit intensiven Gesprächen und Gedanken. Vieles war in Gang gesetzt worden, was jetzt seinen Lauf nahm. Valerie fuhr (leicht angenervt durch unser Geturtel, nehme ich an), und Conte und ich verbesserten die Welt ohne Punkt und Komma. Inspiriert durch die Gespräche mit meiner Familie und den anderen Teilnehmern des Wochenendes, war es das erste Mal, dass wir uns intensiv über den Glauben unterhielten, auch über seine Eltern, sein Zuhause und seine Vergangenheit vor der Krankheit. Es war das erste Mal, dass ich die tief sitzende Abneigung gegen seine Eltern zu spüren bekam. Ich glaube, dass wir uns auf dieser Fahrt irgendwie richtig gefunden haben – ein erstes bisschen geöffnet und mehr voneinander gesehen haben als die Schokoladenseite.

TAGEBUCH 26. 1. 2004

So ein wundervolles Wochenende – nur eine Sau, aber so gemütlich und lustig – herrlich. Oh Danke, Jesus! Danke, Danke! Ouuuuuuuuuuuuuuuuuuh – ein Schrei tief in mir – aus mir raus.

Dann fand seine Hand meine,
Das Herz jubilierte,
es war nicht nur Scheine,
die Seele vibrierte.
Sie ließ meine nicht los,
ich wollt sie nicht lassen,
fort war der Kloß,
ich konnt' es kaum fassen.

Danke. Amen.

5.

Im Winter wächst das Brot

Obwohl, oder vielleicht weil wir uns ein gutes Stück nähergekommen waren während des Wochenendes, waren die nächsten Tage für mich eine einzige Achterbahnfahrt. Ich wusste nicht ein noch aus – wollte in einer Minute fliehen und in der nächsten zu ihm eilen. Was war nur los mit mir!? Mein Inneres war ein einziges Durcheinander. Ich konnte keinen klaren Gedanken fassen. Dass es Conte ähnlich ging, erfuhr ich erst viel später.

In den folgenden Wochen besuchte ich ihn jeden Tag. Das Wochenende hatte ihm, trotz der schönen Zeit, wohl ziemlich zugesetzt. Die Rückseite der Medaille. Er war schwach und musste viel liegen. Er wollte mich nie mit seiner Krankheit belasten. Darum versuchte er, mich von Besuchen abzuhalten, wenn es ihm schlecht ging. Ich setzte mich einfach darüber hinweg. Keine Frage, dass ich gerade dann für ihn da sein wollte. Die Kälte vom Wochenende und vielleicht auch die Anstrengung hatten sich bei ihm in einer heftigen Grippe niedergeschlagen. Das geschah bei ihm leider sehr schnell. Seine Abwehrkräfte waren durch die Chemotherapie äußerst angeschlagen. Hohes Fieber plagte ihn in diesen Tagen. Er konnte sein Bett kaum verlassen. Stundenlang saß ich bei ihm, beobachtend. Versuchte ihm Linderung zu verschaffen. Viel konnte ich nicht tun. Er war ausgeliefert. Ich war es auch. Hätte ich einfach gehen können? Ihn sich selbst überlassen? Nein. Er wälzte sich unruhig hin und her. Fieberträume peinigten ihn. Ich konnte wenig mehr tun, als ihm kühle Lappen auf die Stirn legen und in regelmäßigen Abständen sein verschwitztes Bettzeug wechseln. In dieser Woche erlebte ich zum ersten Mal, wie er sich vor Schmerzen krümmte. Er war hilflos und konnte einfach nur darauf warten, dass sie vorübergehen. Es war erschreckend. Es zeigte auf glasklare Art und Weise die Schwere der Situation, den Ernst seiner Krankheit.

Conte akzeptierte es einfach, dass ich kam und da war. Angela und Johannes nahmen es bewundernswert gelassen, dass plötzlich noch ein Mensch mehr oder weniger in ihren Haushalt einzog, und Klein-Mäuffi freute sich über den Zuwachs und jubelte immer lauthals, wenn ich zur Tür hereinkam.

***

Am nächsten Wochenende, Ende Januar, fuhr ich mit Niko erneut nach Drahenice.

Tagebuch 30. 1. 2004

Was für ein wunderschöner Tag. Nur dass Conte nicht hier ist, dämpft die Freude ein bisschen. Habe ihn aber schon angerufen, und zum Glück geht es ihm schon ein bisschen besser – er hustet zwar noch ziemlich, aber hat nicht mehr solche Schmerzen. Wäre so schön gewesen, ihn hier zu haben – Agnes fand es auch schade.

Als ich Mittwoch bei ihm war, da ging es ihm nach ein paar Löffeln Suppe sehr schlecht, und ich konnte nur daneben sitzen und nach seiner Hand greifen. Spä-

ter meinte er, er hätte andere rausgeworfen. Ich habe gefragt, wer ich denn hätte sein müssen, damit er mich rauswirft – jeder andere, hat er gesagt. Jeder andere.

Ich genieße es sehr hier – gute Gespräche mit Mami und Eislaufen mit Agnes und Ida. Mein Herz jedoch zieht es nach Wien, und ich freue mich schon sehr auf morgen Abend – ich muss Conte dann noch sehen. Ich will auch einfach bei ihm sein, wenn's ihm schlecht geht – paradox, da ich ja jetzt hier bin und er krank in Wien. Ich weiß gar nicht, wie ich Argentinien aushalten soll ohne ihn – wissend, dass er Therapie hat und es ihm miserabel gehen wird. Ich will einfach da sein – für ihn – einfach da. Ich glaube, ich liebe ihn, Herr. Segne ihn, Jesus, segne auch mich – uns. Amen.

Argentinien. Die Reise nach Südamerika, die Julie und ich für den Februar geplant hatten, rückte immer näher. Mit ihr auch der Abschied von Conte. Ich reise unglaublich gerne und freute mich wahnsinnig auf Argentinien. Vor allem mit Julie gemeinsam zu reisen war eine gute Aussicht. Mit Rucksäcken ausgestattet wollten wir das Land entdecken, alte Bekannte von Julie besuchen – einfach Ferien machen. Aber der Gedanke, Conte dann über drei Wochen nicht zu sehen, wog doch ziemlich schwer. Wer hätte das noch vor wenigen Wochen vermutet. Weil ich mir schon immer schwergetan habe, Dinge verbal auszudrücken, schrieb ich einen langen Brief an Conte. Diesen schickte ich kurz vor meiner Abreise ab, so dass er ihn bekommen würde, wenn ich nicht mehr da war.

***

Brief am 5. 2. 2004 (in Ausschnitten)

Wien, kurz vor Argentinien

Lieber Conte,

eigentlich möchte ich gerne »Mein lieber Conte« schreiben, doch weiß ich nicht recht, ob mir das zusteht – ich Dich mein nennen darf nach so kurzer Zeit. Ist es nicht absurd, dass ich mich nach so wenigen Tagen und Wochen so sehr Dein fühle?

Ich bin überrumpelt, erfreut und überrascht – leicht ungläubig, dass ich es sein soll, der das gerade passiert. Dass ich da einen Menschen getroffen habe – so neu und völlig unbekannt – mich ihm öffnen will und ihn berühren will und leise zittere beim Gedanken, dass Du das auch willst. Aus irgendeinem unerfindlichen Grund bin ich in Deine Arme gelaufen, und sie waren offen …

Da ich die letzten fünf Jahre quasi »on and off« damit verbracht habe, mir an einem anderen die Nase blutig zu schlagen (und infolgedessen eine Menge Schutzwälle in meinem Inneren errichtet habe), erfüllt mich das mit solcher Aufregung und Freude und … Angst?

Angst, die ich immer nur fühle, wenn ich Dich nicht sehe – Angst, es könnte nicht wahr sein – Angst, Du könntest dich abwenden oder einfach nur freundlich, aber kühl lächeln. Aber das tust Du nicht – Du lächelst warm, und dabei bildet sich ein Kranz wunderbarer Lachfältchen um Deine Augen.

Und jetzt mache ich mich auf den Weg nach Argentinien – wie hätte ich ahnen können, als ich damals mit freudiger Erregung den Flug gebucht habe, dass es plötzlich jemanden geben würde, der mir den Abschied so schwer machen würde? […]

Ich werde abfliegen – in Richtung Sonne & Wärme & Abenteuer, und mein Magen zieht sich schmerzhaft bei dem Gedanken zusammen, dass Deine Therapie am 10ten anfängt und es Dir wohl schlecht gehen wird (Gott verhüte es!) und ich einfach nicht bei Dir sein kann. Ich weiß, dass Du kein Mitleid willst – bekommst Du auch nicht – aber einen Mit-Dir-Leidenden-Menschen. Ob Du willst oder nicht, jedes Mal, wenn Du Schmerzen hast, zieht sich alles in mir zusammen, und ich will sie verschwinden lassen, verscheuchen. Überhaupt Dein Krebs – da wird mir ganz anders – da will ich in Deine Augen schauen und sehen, dass Du glaubst! Ich glaube und bete innig, dass er weggeht – und trotzdem ängstigt mich der Gedanke, dass Du sterben könntest, unfassbar.

Doch dann denke ich einfach völlig egozentrisch Folgendes: Wie kann Gott mir so einen wunderbaren Mann zeigen, um ihn mir dann wieder wegzunehmen? Das wird er nicht tun!!!

Es fasziniert mich, wenn Du sagst, Du wüsstest, wer Du bist und wo Du hinwillst. Ich bin mir da oft gar nicht so sicher – definiere mich auch öfter mal neu – weiß nicht genau, wo mich alles mal hinführt. Obwohl ich mir ziemlich sicher bin, dass Jesus einen konkreten Plan mit mir hat – das ist eigentlich ganz beruhigend. Übrigens, der Monatsspruch für Februar in den Losungen ist: »Er hat seinen Engeln befohlen, dass sie dich behüten auf all deinen Wegen.« (Psalm 91,4). Das ist gut – Deine Wege hier in Wien und meine Wege dort in Argentinien.

Aber genug jetzt und hier, auch wenn ich Dir schier endlos weiter schreiben könnte. Ich werde Dich vermissen in diesen drei Wochen – immer dann, wenn es ruhig um mich wird – kurz vorm Einschlafen und wenn ich mit Julie über Dich rede ... hehe ... das werden wir bestimmt! (Bis sie mir rät, die Klappe zu halten, weil sie es nicht mehr hören kann.)

Fühle Dich umarmt, Conte – ich freu mich schon, Dich dann wiederzusehen!!! Vergiss mich nicht ganz und werd gesund!!!

Dicken Kuss und Gottes Segen,
Deine Isi

Der Abflug nach Argentinien stand kurz bevor, und ich hatte Conte gebeten, uns zum Flughafen zu bringen, was er auch gerne tat. Er kam, auf mein Bitten hin, schon etwas früher in meine Wohnung, um mir beim Packen zu helfen. Ich war aufgeregt und glücklich, als er kam. Hilfe beim Packen hätte ich eigentlich nicht gebraucht, aber das spielte keine Rolle. So lernte ich die Kunst des Rollens beim Rucksackpacken. Alle Kleidungsstücke wurden eng und klein zusammengerollt, so dass viel mehr in den Rucksack passte. Ich war ihm dankbar für seine Hilfe und auch einfach froh, ihn noch um mich zu haben vor der Abreise. Lachend beobachtete ich, wie er so auf meinem Bett saß und geduldig meine Kleidungsstücke zusammenrollte und Stück für Stück in den Rucksack presste. Ich versuchte mir diesen Anblick fest einzuprägen. Viele Gedanken wirbelten durch meinen Kopf. Was in drei Wochen wohl mit uns passieren würde? Würde es dann vorbei sein? Fing es dann erst richtig an? Ich ließ die Gedanken mit Absicht vorbeihuschen.

Wer konnte es schon wissen ...

***

Am Flughafen war ich sehr froh, dass ich den Brief geschrieben hatte, denn ich musste mich sehr schnell von Conte verabschieden. Nicht etwa, weil keine Zeit gewesen wäre. Oh, nein. Zeit hätten wir genug gehabt. Reisefieber und frühkindlich antrainierte Pünktlichkeit hatten uns schön rechtzeitig eintreffen lassen. Nein. Es lag an mir. Ich bin einfach nicht in der Lage, mit emotionalen Augenblicken umzugehen. Oder ich war es nicht. Wie auch immer. Und genau so war es auch in diesem Moment. Ich küsste Conte schnell rechts und links auf die Wangen und murmelte was von:

»Lass es dir gut gehen.«

Nichts von all dem, was mir durch den Kopf schoss. Nichts, was mein unsicheres Herz formulieren wollte. Total bescheuert. Dann eilte ich durch die Passkontrolle. Ich drehte mich kurz um, winkte und ging mit schnellen Schritten hinter Julie her. Mein eigenes Verhalten frustrierte mich derart, dass Julie es ausbaden musste. Ich musste reden ohne Ende.

Die ersten Tage in Argentinien waren gleichzeitig wunderbar und eine seelische Folter. Unser täglicher Besuch im Internet-Café brachte nämlich keinerlei Nachricht von Conte. Innerlich bangend öffnete ich immer wieder meine E-Mails. Nichts. Keine Nachricht. Ich war hin- und hergerissen zwischen der Angst, dass es ihm so schlecht gehe, dass er nicht schreiben könne, und den immer wiederkehrenden Gedanken, dass er vielleicht eben doch nicht …

Als ich am 12. Februar dann folgende E-Mail vorfand, empfand ich eine solch unglaubliche Erleichterung und Freude, dass man es sich kaum vorstellen kann:

E-Mail 12. 2. 2004

Liebe Isi!

So. Meine Lippen sind in Nivea-Creme gebadet, eine Hand liegt in der Vitamin-Bärchen-Tüte, und meine Gedanken sind bei Dir – und Argentinien!

Ich hab Deinen Brief bekommen und ihn schon mehrmals gelesen. Es freut mich irre, dass Du so fühlst wie ich. Mir geht es grundsätzlich so wie Dir! Ich bin mehr als froh, Dich in Wien getroffen zu haben, und ich bin gespannt, was mit uns passiert.

Wow, das war in Kurzform, wie es mir gefühlsmäßig geht. Die lange Version bekommst Du auch noch zu hören!

Verzeih, wenn ich erst jetzt schreibe. Ich bin ja fast jeden Tag zum Üben auf der Eisbahn! (Scherz).

Also denke ich, dass Ihr in BA so einiges erlebt und es Euch zum Beneiden gut geht! Ich hoffe, Du hast genug warme Pullover eingepackt – sonst sag Bescheid, dann schicke ich schnell noch ein Paket!

Viele Grüße an Julie, liebe Isi,
viele liebe Grüße,
Dein Conte

Das kleine Wörtchen DEIN konnte einfach alles. Unsere Reise war gerettet.

Die Reise wurde auch noch wirklich lustig und spannend. Argentinien ist ein zauberhaftes Land. Es war meine zweite Reise nach Südamerika, und mit Julie zu reisen stellte sich als sehr angenehm heraus. Ich war weiterhin in Sorge, aber jetzt nur noch um seinen Zustand. Allerdings schafften regelmäßige E-Mails von diesem Augenblick an Abhilfe. Ganz zart und langsam wuchs ein Gefühl der Sicherheit in mir. Da war was. Und es wurde größer. Ich wusste, dass selbst kurze E-Mails zu schreiben schon sehr anstrengend für Conte war; weil er sich einfach nicht sehr lange zu konzentrieren vermochte – vor allem nicht vor dem Computer. Dennoch schrieb er. Ich bat ihn dann, uns vom Flughafen abzuholen. Eine Antwort bekam ich nicht.

Man kann kaum beschreiben, was das für eine Aufregung in mir verursachte. Ob er da sein würde? Hatte er meine Mail bekommen? Wie würde es sich anfühlen, ihn nach einem Monat wiederzusehen? Ich war so dankbar für meinen Engel Julie, die mir ständig ihr Ohr schenkte und einfach unersetzlich war. In Wien landeten wir – durch Rückenwind verursacht – früher als geplant. Ungeduldig wanderte ich das Gepäckband auf und ab. Als endlich unsere Rucksäcke auftauchten, konnte ich es kaum mehr aushalten. Ich drängte Julie ungeduldig zum Ausgang.

Er war nicht da.

Mein Blick suchte die wartende Menschenmenge ab. Julie brauchte ich nichts vorzumachen. Sie verstand meinen Blick nur zu gut. Ach je. Das Herz rutschte mir in einer langsamen, schwerfälligen Bewegung in die Hose. Er war einfach nicht da. Er hatte wohl die E-Mail nicht bekommen. Oder es ging ihm zu schlecht. Oder es war ihm einfach nicht so wichtig gewesen. Oder, Oder, Oder …

Wir waren schon auf dem Weg, um den Zug zu nehmen, als Julie meinte, wir sollten doch noch mal schauen. Ich zögerte erst. Nein. Ich wollte nicht zurückgehen um dann nur noch mehr verunsichert und enttäuscht zu sein, wenn er nicht da war. Aber ich ließ mich überreden.

Und da war er.

Er stand vor dem Ausgang und wartete. Ziemlich bleich, aber strahlend. Ich hätte singen können vor Freude. Anstatt das jedoch zu tun, habe ich ihn ziemlich neutral begrüßt – mal wieder unfähig, mich zu artikulieren – mein inneres Jubeln auszudrücken. Aber das machte nichts. Er war da, ich war wieder da, und alles war so spannend, dass es fast nicht zum Aushalten war.

***

Wir brachten Julie zu ihrer Wohnung und fuhren dann direkt in die Karlsgasse. Ich übernahm das Steuer, weil es ihm ziemlich schlecht ging! Er war sehr schwach und konnte kaum sprechen. Schweigend steuerte ich den Wagen durch Wiens Straßen. Ich blickte zu ihm hinüber. Er sah mich an und griff nach meiner Hand. Das sagte mehr, als alle Worte hätten ausdrücken können. Ich war erstaunt und tief berührt, dass er es zum Flughafen geschafft hatte.

Auch gab es eine unangenehme Neuerung. In seinem Bauch hatte sich Wasser zu sammeln begonnen. Der Bauch hatte schon eine unnatürlich gespannte Form angenommen. Wie ein Fußball unter der Haut. Oder als wäre er schwanger. Nur, dass es nicht gesund aussah. Außerdem hatte er wohl seine Grippe verschleppt. Er hustete ab und zu gequält, fühlte sich schlapp und elend. Das hielt ihn allerdings nicht davon ab, mich zum Bleiben zu überreden. Es hätte auch nicht viel Überredung gebraucht; und etwas später war er so weit, sich wieder unterhalten zu können. Es gab ja auch viel zu erzählen. Ich berichtete ausführlich über unsere Reise.

Interessiert hörte er mir zu. Er wollte alles ganz genau wissen.

Und dann ... bekam ich die lange Version seiner E-Mails zu hören. Ich hatte das schon erwartet. Er hatte es schließlich angekündigt. Und doch traf es mich überraschend. Ich war erst mal gehörig überfordert von seinen Gefühlen. Aufgewühlt. Freudig erregt. Durcheinander. Glücklich.

Wie immer, wenn ich nicht äußern konnte, was in mir vorging, ließ ich eine E-Mail-Flut auf ihn herniedergehen, sobald ich ihn verlassen und meine Wohnung betreten hatte.

E-MAIL VOM 5. 3. 2004

Lieber Conte,

ich wollte noch mal kurz auf unser Gespräch zurückkommen – es ist nämlich völlig absurd, wie inkompetent ich mich fühle, wenn ich die Dinge in »gesprochene Worte« fassen soll. Also noch mal zu einem Punkt – ich habe gesagt, dass bei mir nichts fehlt, wenn es um Dich geht. (Und ich muss auch sagen, dass es mich nicht sonderlich verstört, wenn Du sagst, dass Dir etwas fehlt – wird schon noch kommen.) Und das habe ich auch so gemeint ... und ich habe auch gesagt, dass es mir so geht wie Dir – quasi mir selbst widersprechend. Nur dass es kein Widerspruch ist, weil ich einfach an einem Tag VÖLLIG sicher und verliebt bin und an anderen wieder VÖLLIG unsicher und manchmal so verdammt rational, dass es mich ganz kirre macht! Das ist dann IMMER jeweils ein totales Gefühl. Manchmal sind beide auch auf einmal da, und dann könnte ich mich einfach nur verkriechen und abwarten, bis das Chaos hinter meiner

Stirn wieder in ein ruhigeres Flussbett fließt! Es ist so schwer, so etwas in einem Moment in Worte zu fassen und nicht als Schwindler dazustehen, wenn man im nächsten etwas anderes, scheinbar Widersprüchliches sagt – und doch sind es immer wirklich die Dinge, die ich fühle – verstehst Du???

Dabei ist das »grundsätzliche Gefühl« gleichbleibend richtig und gut!

Jetzt werde ich Dir im Anhang noch zwei Texte schicken, die ich Dir eigentlich nie zeigen wollte, aber sie bezeichnen ein paar Dinge ganz gut, finde ich, also bekommst Du sie doch.

Freu mich, wenn wir uns heute sehn!
dk Isi

Anhang 1

Bin zerrissen
Hin und her
Auf und ab

Will ihm nicht wehtun,
Ihn nicht verletzen,
Ihn berühren,
Will mich fallen lassen –
ganz und gar trauen – vertrauen.
Ich will mich öffnen und ihn erkennen – kennenlernen.
Bin zerrissen
– schon in der Hocke, bereit aufzuspringen
– zu fliehen.
Zurück in die Wüste, wo nichts mich berühren kann.

Will ihn nicht zurücklassen – nicht mehr missen.
Doch ihn auch wegstoßen – jetzt
– jetzt, wo der Schmerz noch erträglich wäre.

Erträglich?
Er zerreißt mich ja schon.

(29. 1. 2004)

Anhang 2

Weisst du, was ich hasse?

Weißt du, was ich hasse?
Weißt du, wie es brennt?

Wie ich dein Fieber nach Nimmerleinsland
wünsche – und all deinen Schmerz!

Weißt du, was ich hasse?

Es ist das Hiersein, wenn du dort bist!
Es ist das Wissen, wenn's dir schlecht geht!
Es ist die Unsicherheit – das Warten!

Weißt du, wie es brennt?

Brennt ganz tief in mir
– es brennt,
verbrennt mich schier!
Weißt du, was ich hasse?

Ich hasse es, so hilflos zu sein,
– wenn du dasitzt und Schmerzen dich krümmen

–und ich nicht weiß, ob die Hand ausstrecken oder nicht,
–ich nichts mehr will, als einfach in den Arm dich zu nehmen – gleichzeitig scheu – dir nicht wehtun wollend,
–mich so verdammt unzulänglich und klein zu fühlen.

Und manchmal hasse ich das Lächeln auf meine Gesicht – wenn Tränen meine Wangen hinunterfließen wollen.

Aber was ich liebe,
was ich liebe,
das ist jeder Moment, wenn du lachst,
das ist deine Hand, die meine hält,
das ist der Blick, den du mir zuwirfst,
das ist deine Nähe, auch wenn du gar nichts sagst, das ist jede Minute mit dir.

Was ich liebe, das bist du!

***

Diese Tage nach Argentinien waren erfüllt von Gesprächen, und gleichzeitig hatten wir viel Ruhe zum Nachdenken. Da es Conte nicht gut ging, verbrachten wir viel Zeit damit, auf seinem Bett auf dem Rücken zu liegen, die weiße Decke zu betrachten und uns auszutauschen. Sein Zimmer bei Angela und Johannes hatte einen integrierten zweiten Stock, zu dem eine kleine Holztreppe hinaufführte. Oben stand ein riesiges Bett, und man hatte kaum genug Höhe, um zu stehen – eine leicht höhlenartige Atmosphäre. Sehr gemütlich. Behaglich. Manchmal lagen wir einfach nur da und sagten nichts – einfach froh, dass der andere anwesend war. Es ist erstaunlich, wie viel man kommunizieren kann, ohne zu sprechen. Andere Male sprudelte es nur so aus uns heraus.

Einmal, als es gerade so sprudelte, hatten wir fast eine Auseinandersetzung. Wir unterhielten uns über seine Eltern. Ich konnte und wollte nicht verstehen, dass er seine Eltern nicht mochte. Dieser Gedanke war mir so fremd. Klar, auch ich habe hin und wieder Probleme mit meinen Eltern. Aber ich liebe sie. Keine Frage. Ich hatte das dringende Gefühl, bohren zu müssen. Er wurde ganz vehement und meinte, dass er auf keinen Fall wollte, dass ich seine Eltern kennenlernen würde. Seinen Bruder Franzi, ja! Der sei ein cooler Typ, aber seine Eltern nicht. Das löste automatischen Widerwillen in mir aus. Da lag was schief.

Er erklärte mir auch, warum er das nicht wollte. Wenn er ein Mädchen kennenlernen würde und dann ihre Eltern, und diese seien ihm von Grund auf unsympathisch, dann könne er nicht mehr dasselbe für das Mädchen empfinden. Kurz und gut – er hatte Angst, ich könnte meine Meinung über ihn ändern, wenn ich seine Eltern träfe. Das kam mir absurd vor, aber da das Thema ihn wohl extrem aufwühlte, beließ ich es erst mal dabei. Eines stellte ich mit fester Stimme jedoch klar: Er solle nicht von sich auf andere schließen, und bei mir würde sich rein gar nichts ändern – seine Eltern hin oder her! Das Gespräch beschäftigte mich noch lange und ließ mich einfach nicht los.

***

Folgenden Brief an Conte schrieb ich irgendwann in den Tagen nach Argentinien. Er war nicht da, als ich ihn persönlich überbringen wollte, und so hinterließ ich den Brief in seinem Zimmer. Der Arme bekam einen ganz schönen Schock. Vielleicht wegen unserer Auseinandersetzung? Er hatte geglaubt, in dem Brief stehe, dass ich nicht mehr wolle, fertig sei mit ihm, einen Schlussstrich ziehe …

Er war sehr sensibel, was meine Stimmungen anging, und war auch schnell dabei, sie gegen sich selber auszulegen. Danach habe ich ihm meine Briefe sicherheitshalber immer gleich in die Hand gedrückt …

Während ich schreiben musste, um auszudrücken, was in mir vorging, konnte Conte das einfach aussprechen, und ein bisschen habe ich das vielleicht von ihm gelernt.

Mein liebster Conte,

schon wieder sind so viele Gedanken in meinem Kopf – und fast alle haben sie mit Dir zu tun. Hast mir ja gestern noch genug Stoff zum Nachdenken mitgegeben, um mich die Nacht über zu beschäftigen. Und weil ich Gedanken am liebsten auf Papier ordne, tue ich das jetzt auch mal wieder. Da bist Du einfach, vor weniger als einem halben Jahr, in mein Leben getreten und jetzt ist nichts mehr, wie es einmal war. Im positiven Sinne. Um Dir das zu veranschaulichen: Heute Morgen habe ich meinem Vater einen langen Brief geschrieben und habe auch von Dir erzählt und was ich für Dich empfinde. Das ist ein reines Wunder. Ganz ungehemmt kann ich meinem VATER erzählen, dass ich in Dich verliebt bin und wie es mir damit geht. Um Dir mal den Ernst der Lage vor Augen zu führen: Ich habe nie, und ich meine NIE mit meinen Eltern über mein emotionales Innenleben gesprochen.

Aber jetzt zu Dir – mag sein, dass Du es als »inflationär« empfindest, zu viel darüber zu sprechen. Ich finde das eigentlich nicht. Oder sagen wir mal, sprechen fällt mir in der Richtung ja eh schwer genug – ist eben nicht mein Ventil –, aber schreiben kann ich davon ewig und immer. Und übrigens finde ich es wunderbar zu hören, was Du denkst und fühlst und was in Deinem Kopf so vor sich geht oder in Deinen Träumen …

Manches verunsichert mich auch – weswegen ich es trotzdem wissen will, wie zum Beispiel, wenn Du über Deine Freundinnen sprichst oder Beziehungen, die Du hattest. Ich mag den Gedanken nicht, dass ich im Vergleich stehen könnte mit anderen beziehungsweise auch den Gedanken, dass Du etwas in mir entdecken könntest, was Du schon bei anderen NICHT *gemocht hast … das wäre schrecklich!*

Ich möchte nämlich meine ganz eigenen schlechten Seiten haben dürfen!!!

Ich weiß auch gar nicht genau, wie mir geschieht – meine Gefühle sind nicht immer so klar definiert, wie es vielleicht scheint. Du bist ein riesiger neuer Faktor in meinem Leben – ich will es nicht mehr ohne Dich leben – will gar nicht wissen, wie es ohne Dich wäre. Weil Du mein Leben neu und aufregend machst – schon dadurch, dass Du Gefühle in mir hervorrufst, die ich kaum gekannt habe – weißt Du? Manchmal schaue ich Dich an und dann steigt eine Zärtlichkeit in mir auf, die mich ganz warm macht und gleichzeitig schier zu zerreißen droht. Und dann wiederum bringst Du alles in mir durcheinander – gleichzeitig ordnest Du es neu.

Und dann ist da die verunsicherte, kleine Isi in mir, die es manchmal gar nicht glauben kann, dass DU tatsächlich in SIE verliebt sein könntest, und da ist diese kleine Schwelle Angst, dass ich irgendetwas sagen oder tun könnte und die Seifenblase zerplatzt und Du irgendwie merkst, dass ich eben nicht perfekt bin für Dich.

Aber eigentlich habe ich Vertrauen in die Liebe und Vertrauen in Dich und auch Vertrauen in Jesus und dass er UNS schon irgendwie, aus irgendeinem guten Grund zusammengeführt hat. Es kommt mir wie ein Wunder vor – nicht nur, dass ich mir mit Dir eine Zukunft vorstellen kann, sondern dass Dir der Gedanke auch nicht ganz abwegig erscheint …

Wenn ich solche Gedanken formuliere, dann ziehe ich innerlich schon gleich hart die Zügel an – vielleicht eben weil Du so echt bist – weil es so möglich ist!!

Bisher in meinem Leben war ich noch nie mit einem Mann in einer solchen Lage – das kann ich Dir versichern. Entweder war ich verliebt, und es kam nichts zurück, oder aber ich hatte schon SEHR schnell das instinktive, sehr starke Gefühl, fliehen zu müssen – oder aber ich musste ganz abblocken.

Deswegen ist es so neu für mich mit Dir – manchmal komme ich mir vor wie ein Kind, das gerade laufen lernt (lieben lernt?) und noch kein Vertrauen in die eigenen Beine hat.

Ich bin immer wieder mit freudigem Erstaunen erfüllt, wenn Du den Arm um mich legst – mich berührst – Dich einfach freust, wenn ich zu Dir komme.

Sonderbar, nicht wahr? Ich habe in meiner, eher einseitigen Beziehung zu XX gelernt, jegliche Erwartung zurückzuschrauben. Umso mehr verwundert mich, wie Du alle Erwartungen erfüllst und mehr – mich erstaunst!

Ich lege mich in Deine Hände und uns zwei in Seine!!! Du bist ein Segen für mich, mein Conte, und deswegen danke ich Gott, dass es Dich gibt.

Jetzt hör ich aber auf, sonst stirbst Du noch an einer Überdosis Schnulz, und das möchte ich dann doch vermeiden. Also, das war eine weitere Ansammlung meiner Gedanken – sehr geordnet habe ich sie ja nicht gerade, aber was soll's – raus damit ist die Devise!!!

Dicksten Kuss, Isi

***

Das Wasser, das sich in Contes Bauch angesammelt hatte, war mittlerweile so viel geworden, dass er es kaum mehr ertragen konnte. Es drückte auf den Rücken, erschwerte das Atmen und presste unangenehm auf den Tumor. Als es so schlimm wurde, dass er auch nicht mehr Auto fahren konnte, rief er mich eines Morgens an und bat mich, ihn ins AKH (Allgemeines Krankenhaus in Wien) zu fahren. Es fiel Conte immer noch besonders schwer, Hilfe anzunehmen oder darum zu bitten. Ich hatte öfter Diskussionen mit ihm darüber, aber es bedeutete für ihn ein Stück seiner Würde, alles was er selbst noch machen konnte, auch wirklich selbst zu tun. Ich war heilfroh, dass er mich in diesem Fall gebeten hatte, mitzukommen, da er kaum den Weg zur Station schaffte.

Das Laufen fiel ihm sehr schwer mit dem Bauch, und

er war auch noch ziemlich geschwächt vom regelmäßig auftauchenden Fieber. Die endlosen Gänge des Wiener AKHs machten es nicht einfacher. Ich musste ihn unterhaken, und endlos langsam ging es vorwärts. Mir kam es vor, als würden die Gänge mit jedem schwankenden Schritt, den wir zurücklegten, länger. Ich spürte seinen schaukelnden Gang, das vorsichtige Aufsetzen seiner Füße. Einen Arm hatte er um meine Schulter gelegt. Ich stützte ihn, so gut ich konnte. Er atmete schwer und sprach kaum; ganz konzentriert darauf, zu laufen. Schließlich erreichten wir die Station, auf die man uns geschickt hatte.

Beamtenherrschaft! Zum Wahnsinnigwerden. Ich bekam einen kurzen, heftigen Wutanfall, als es auf der Station so langsam und bürokratisch zuging und anscheinend niemand gewillt war, zu sehen, dass Conte kaum mehr stehen konnte vor Schmerzen. Er lehnte stöhnend an der sterilen Krankenhauswand. Die Schwestern verzogen keine Miene bei meinem Ausbruch, geschweige denn bei seinem Anblick. Und es schien mir, als schreibe die Dame in Weiß provozierend genau und extra langsam etwas auf einen Zettel. Ich kochte innerlich. Conte nahm im Gegensatz zu mir alles bewundernswert gelassen – offensichtlich leidgeprüft, was Krankenhäuser anging. Schließlich und endlich bekamen wir aber dann doch einen Arzt an die Angel. Es war ein relativ junger Mann, der aussah, als hätte er sein Examen gerade erst bestanden. Aber Conte wurde durchaus professionell punktiert, ohne dass zu viele Fragen beantwortet werden mussten. Contes Erkrankung war für die meisten Ärzte, die ihn zu sehen bekamen, ein bestaunenswertes und interessantes Phänomen. Zum einen, weil es ein Krebs war, der keine Metastasen außerhalb der Leber hervorrief, zum anderen, weil er schlicht und einfach noch am Leben war. Seine Antworten auf die Fragen des Arztes zeigten, dass er dieselben Fragen schon viele Male hatte beantworten müssen. Ich habe ihn da sehr bewundert. Er hatte sich im Laufe seiner Krankheit alles Wissen darüber angeeignet und da er den Ärzten misstraute, nahm er einiges lieber selber in die Hand. Das verwunderte mich nicht. Schließlich hatte er schon viele Krankenhäuser und Ärzte hinter sich gelassen.

Wir verbrachten fast den ganzen Tag im Krankenhaus, weil seine Bauchflüssigkeit quälend langsam ablief und er anschließend noch eine Infusion bekam. Das geschah, um den Flüssigkeitshaushalt wieder zu stabilisieren. Mehrere Liter gelber Flüssigkeit tropften aus ihm heraus, und der ablassende Druck verschaffte ihm sichtlich Erleichterung. Mehrmals versuchte Conte mich zu überreden, doch in die Uni zu gehen oder sonst was zu machen, war aber dann doch sichtlich froh über meine Weigerung, ihn alleine zu lassen. Was für eine Annahme – als könnte ich ihn hier zurücklassen. Keine Chance.

Worüber unterhielten wir uns. Natürlich über Niko und Theresa! Lange hatte Niko allein mir anvertraut, dass er sich mit Theresa, einen feschen Salzburgerin, verlobt hatte. Nun wusste es auch Conte. Noch war es ein wohl gehütetes Geheimnis, da er es den Eltern noch nicht unterbreitet hatte. So verbrachten wir viel Zeit mit diesem prickelnden Thema.

Als wir gegen Abend das Krankenhaus hinter uns ließen, waren wir in ganz beflügelter Stimmung, gingen zu McDonald's und anschließend noch ins Kino. Conte fühlte sich leicht und beschwingt. Kein Wunder – er hatte mindestens drei Liter weniger im Bauch.

Auf Kino hatte er außerdem immer Lust. Passte zu mir. Davon konnten ihn auch gehörige Schmerzen nicht abhalten. Seine Theorie war, dass es doch viel besser sei, im Kino herrliche Ablenkung zu erfahren, als zu Hause auf dem Bett zu liegen und *nur* die Schmerzen als Kameraden zu haben. Da konnte ich ihm nur zustimmen. Ja. Kino war gut. Wir hatten auch ein Kino ausgekundschaftet, das Cine-Gold-Seats hatte, welche besonders breit und damit bequem waren – auch für Contes anspruchsvollen Rücken. Viele Male sind wir dort hingefahren und haben uns die neusten Filme angesehen.

Der Eingriff im Krankenhaus war leider nicht ohne Nebenwirkungen vorübergegangen, und so hatte Conte die nächsten Tage wieder erschreckend hohes Fieber. Ich war recht hilflos, konnte abermals kaum mehr tun, als ihm Kühlung zu verschaffen und sein Bettzeug zu wechseln. Darin hatte ich ja bereits Übung bekommen. Nur im Mit-Leiden hatte ich keine Übung. Da gewöhnt man sich wahrscheinlich auch nie dran. Wenn jemand leidet, den man liebt, dann schmerzt das. In der Seele.

Er klagte, dass sein ganzer Bauchbereich sich entzündet anfühle. Zusätzlich arbeitete sein Tumor auf Hochtouren. Stundenlang war ich bei ihm, und in manchen klaren Momenten sagte er mir die erstaunlichsten Dinge. Es war, als würde er streckenweise aus einer schrecklichen Tiefe auftauchen. Unter anderem hatte er plötzlich den Drang, mir den Hass auf seine Eltern zu erklären. Ich war überfordert, aber erleichtert zu wissen, worum es ging. Das Verhältnis zu seinem Vater war besonders schlecht, und mein ungutes Bauchgefühl bestätigte sich. Große Schieflage! Weites abgebranntes Stoppelfeld! Er hatte hohes Fieber, und ich meinte, er solle es mir doch erzählen, wenn es ihm besser ginge. Da legte er mir die Hände ums Gesicht, sah mich an und sagte: »Nein! Jetzt!« Es war ihm wichtig, und nachdem er es mir erzählt hatte, schien er ganz erleichtert und konnte einschlafen. Ich blieb mit meinen Gedanken zurück.

TAGEBUCH 14. 3. 2004

Na ja – eigentlich wollte ich gar nicht über Niko nachsinnen, sondern leise an Conte denken. Ich bin heute Nacht wieder bei ihm geblieben – er hatte die ganze Zeit Schmerzen. Er ist so abgemagert, dass ihm jetzt auch die Gelenke wehtun. Das Wasser drückt auf den Rücken, und der Tumor schmerzt sowieso. Er ist ein wandelnder Schmerz – keine Lage im Liegen ist wirklich bequem, und lange sitzen kann er auch nicht. Ich kann ihm da überhaupt nicht helfen – füge ihm wohl eher Schmerzen zu, wenn ich mich an ihn schmiege oder ihn anfasse – oft bin ich ungewollt einfach zu grob. Aber er schafft es trotzdem noch, die Arme um mich zu legen und mir zu zeigen, dass er sich über meine Anwesenheit freut. Witze machen kann er auch … allerdings sind die nicht immer WITZIG!

So gerne würde ich irgendetwas tun können, um seine Schmerzen zu lindern – beten kann ich – immer nur beten. Bisher konnte ich ihn noch nicht direkt fragen, ob ich mit ihm beten darf – es kommt mir aus irgendeinem Grund einfach nicht über die Lippen – so bete ich schweigend an seiner Seite – Herr erhöre mich! Amen.

Nach den Fieberwellen wurde es besser mit ihm. Er kam wieder ganz gut zu Kräften, und wir verbrachten herrliche Tage mit Kochen, Kino und kleinen Spaziergängen. Kochen hatte Conte besonders gern. Anfänglich hatte er noch sehr streng Diät halten müssen, aber nach einigen Wochen hatte sein Arzt Ali Schay ihm nahegelegt, jetzt einfach alles zu essen, was ihm Energie und Kraft geben könne. Da er so abgemagert war, war es wichtiger, ihm Energie zuzuführen, als die Leber zu schonen. Der Arzt meinte, dass es weit gefährlicher sei, noch weiter abzunehmen, er würde dann weitere Therapiesitzungen nicht überleben. Conte war nur froh über diese Änderung im Plan, da Bio-Essen nicht nur aufwendiger, sondern auch teurer war. Ich weiß noch genau, wie wir an einem Tag ins Kaffeehaus gingen und es richtig zelebrierten, als Conte seine erste heiße Schokolade mit einer kräftigen Portion extra Schlagsahne bestellte.

Wenn Conte sich etwas in den Kopf gesetzt hatte, dann setzte er auch alle Hebel in Bewegung, um es umzusetzen. Alles lief bei ihm in Prozessen ab. Erst kam die Idee, dann der Plan – er erstellte unzählige Listen – und später die Ausführung. Schon für einen einfachen Einkauf beim Billa erstellte er eine Liste, plante, wann er gehen würde, wie viel Zeit ihn das kosten würde und so weiter. Er meinte einmal zu mir, dass seine Listen ihm helfen würden, die Gedanken aus dem Kopf zu bekommen. Früher habe er alle Listen nur im Kopf gehabt, aber es sei irre anstrengend, diese immer wieder durchzugehen.

»Jetzt schreibe ich alles auf – das macht den Kopf frei.« Ich konnte das gut verstehen. Ich schrieb ja schließlich auch alles auf. Er schrieb also Einkaufslisten, To-do-Listen, Gedankenlisten, Telefonlisten – Listen über Listen. Er hatte die Angewohnheit, vor jeden Punkt ein kleines Kästchen zu malen, und wenn er es erledigt hatte, kam ein Haken rein. Das ganze Ausmaß seiner Listen kam mir erst zum Bewusstsein, als ich nach seinem Tod zusammen mit seinem Bruder Franzi sein Zimmer räumte. Eine weitere Angewohnheit von ihm war nämlich, einfach alles aufzuheben und niemals etwas wegzuwerfen …

6.

In der Kugel

Es gab zwei kleine Stühle in dem runden, ganz mit Metall ausgeschlagenen Raum. Ein Kleiderständer stand neben den Stühlen, an den Conte seine Kleidung hängte. Das Licht der einzigen Lampe spiegelte sich hell in den glatten Wänden des runden Raumes. Ich behielt meine Jacke an, denn es war kalt, und setzte mich auf einen der Stühle. Der gute Rasim versorgte mich fürsorglich mit einer Wolldecke. Fest wickelte ich sie um mich. Im Gegensatz zu den schweißtreibenden Temperaturen draußen war es hier, ein paar Meter unter der Erde, ziemlich kühl. Conte lag bereits auf dem Behandlungstisch, eingeschlagen in das »Kettenhemd«. Ali Schay stellte die Behandlungsfrequenz ein und checkte ein letztes Mal, ob Conte richtig lag, die Kontakte saßen und alles in Ordnung war. Conte lächelte mir zu. Er freute sich sichtlich, dass ich nun ebenfalls erfahren würde, was er seit Monaten erlebte.

Schließlich nahm der Doktor die Lampen mit, schloss die Tür und ließ uns in völliger Nacht zurück. Conte hatte es mir zwar erzählt, aber die totale Dunkelheit erstaunte mich dennoch. Schwärze. Kein noch so winziger Lichtstrahl drang in den Raum, und das Auge gewöhnte sich auch nicht an die Dunkelheit. Eine Stunde lang völlige Finsternis. Ich hätte in diesen sechzig Minuten genauso gut blind sein können, und es hätte keinen Unterschied gemacht. Contes regelmäßiger Atem war vernehmlich in der Finsternis zu hören. Deutlich bemerkte ich das Rauschen des Blutes in meinen Ohren. Eine ganz neue Wahrnehmung. Ich zog mir die Wolldecke noch ein bisschen fester um die Schultern. Mir war leicht mulmig zumute.

***

Ich erinnerte mich, wie ich Conte im März zum ersten Mal zu seiner Therapie nach Gramat-Neusiedel begleitet hatte. Man fährt etwa eine halbe Stunde von Wien. Die Therapie-Anlage befindet sich in einem abgelegenen Industriegebiet. Ich steuerte den Wagen, da das Fahren für Conte immer anstrengender wurde. Eigentlich hat man das Gefühl, ins Nirgendwo zu gleiten – und plötzlich ist man dann doch da. Ich hatte schon viel von der Behandlung gehört, aber jetzt konnte ich mir endlich selbst ein Bild machen.

Ich war ziemlich neugierig auf diese mysteriöse Therapie. Eine Methode der Krebsbekämpfung, wie es sie bisher noch nicht gab. Conte wurde dort begrüßt wie ein alter Freund. Alle freuten sich, ihn zu sehen. Sie wollten wissen, wie alles ist und wer ich sei.

»Ah – bringst deine Freundin endlich einmal mit!«

Ein zustimmendes Nicken von Haydy empfing mich. Ich empfand die ganze Atmosphäre als sehr herzlich und angenehm. Eigentlich familiär. Das Team bestand aus einem Doktor, Ali Schay, der eine herrlich positive Ausstrahlung hatte und aussah wie Danny DeVito; seiner Dolmetscherin und Gehilfin Haydy E. und Rasim, dem Mann für alles. Ali Schay kam aus dem Iran und sprach nur sehr gebrochen Deutsch, weswegen Haydy alles übersetzte und für die gesamte Koordination zuständig war. Ständig klingelte ihr Handy. Mit ruhiger, fast besänftigender Stimme sprach sie mit anderen Patienten. Haydy war eine braun gebrannte, kleine Frau mit einem warmen, breiten Lächeln. Sie hatte immer ein offenes Ohr und hatte auch stets gute Ratschläge parat. Egal ob es sich um richtige und gesunde Ernährung handelte, um Methoden gegen die Schmerzen oder ob ein Masseur gefunden werden musste. Rasim, der für technische Angelegenheiten zuständig war und sich um die gesamte Anlage kümmerte, sprach ebenfalls kaum Deutsch. Er erzählte mir nichtsdestotrotz schon nach den ersten Minuten in wenigen Fetzen, wie sehr er seine Familie im Iran vermisse. Er strahlte eine ebensolche Freundlichkeit aus wie die anderen beiden, fragte ständig, wie es uns ging, und versorgte uns mit Kuchen und Tee. Kuchen und Tee! Im rechten Container auf einer Bierbank serviert. Es gab keinen Besuch in Gramat-Neusiedel, wo es daran mangelte. Dankbare Patienten brachten regelmäßig Selbstgebackenes mit.

Auf dem Gelände standen zwei grüne Container, wie man sie oft auf Baustellen sieht. In diesen waren ein Büro und eine kleine Küche untergebracht. Das Areal war von einem grünen Zaun eingefasst und nicht sehr groß. Conte hatte mir bereits erzählt, dass der eigentliche Behandlungsraum sich unter der Erde befand. Ich war sehr erstaunt, als ich mit hinuntergehen durfte. Deswegen, weil Conte erwähnt hatte, dass alles noch sehr geheim sei und eigentlich niemand viel wissen dürfe. Die Behandlung war ganz neu und bislang auch noch unpatentiert. Deswegen mussten die Patienten nichts zahlen, da sie ja zugleich eine Art Versuchskaninchen darstellten. Um das Patent zu bekommen, musste der Doktor erst eine gewisse Erfolgsquote aufweisen, was sich als schwierig erwies, da die Patienten stets erst im Endstadium ihrer Krankheit zu ihm kamen. Conte war verdutzt, als Ali Schay mir gegenüber so offen war, alles in gebrochenem Deutsch erklärte, alles zeigte und vorführte, wie die einzelnen Geräte funktionierten.

Von außen ist der Behandlungsraum nicht zu erkennen. Man läuft über einen schneckenhausförmigen, ein paar Dutzend Meter langen Gang unter die Erde. Die Wände sind mit hellem Holz getäfelt, und tragbare Lampen können in gleichmäßigen Abständen an Haken gehängt werden. Am Ende des Ganges befindet sich das Behandlungszimmer. Es ist eine in die Erde eingelassene, mit Metall ausgeschlagene Kugel. Im Zentrum befinden sich ein Bett und ein Tisch, der aussieht wie ein Mischpult. Nur wenige Knöpfe und Schalter sind darauf zu sehen. Eigentlich sieht es wie eine spartanische runde Gefängniszelle aus Star Trek aus.

Conte hatte mir bereits beschrieben, was dann vor sich ging. Er bekam einen Kontakt in den Mund und einen in den Po und wurde ganz in eine Metalldecke eingehüllt, die einem Kettenhemd glich. Dann wurde Strom durch die Kontakte geleitet, der irgendwie die Zellen ordnet. Es war auch schwierig für ihn zu schlafen, da ihm dann der Kontakt aus dem Mund rutschte. Manchmal schlummerte er jedoch auch ein. Durch die Kugelform kamen alle Wellen auf das zentral stehende Bett zusammen. Oder so. Stand man an einer bestimmten Stelle in der Mitte des Raumes, konnte man deutlich an den Stimmen hören, wie die Schallwellen sich bündelten und laut in der Mitte zusammenkamen. Wie viel mehr mussten sich also andere Wellen bündeln! Tief unter der Erde war der Raum deswegen angelegt, um ablenkende oder schädliche Strahlung von außen abzuhalten. Ganz verstanden habe ich es nicht, aber es klang alles sehr wissenschaftlich und einleuchtend. Dann wurde die Tür geschlossen, und Conte blieb dort für eine Stunde in völliger Dunkelheit liegen, während ich mich angeregt mit Haydy unterhielt und auch andere Patienten kennenlernte.

Conte erzählte mir, dass es eigentlich ganz angenehm sei, dort unten in völliger Dunkelheit zu liegen. Es gab ihm die Möglichkeit, einfach abzuschalten. Licht aus. Gedanken aus. Sorgen aus. Voll im Vertrauen eingebettet, dass die Behandlung positive Wirkung nach sich ziehen wird. Erst später machten ihm seine sich immer wiederholenden Gedanken Schwierigkeiten. Die Zeit, die herrlich war zum Nachdenken, wurde ihm später zur Qual, als Gedanken ans Sterben zunahmen und er sie lieber gleich mit mir besprechen wollte, als sie unendlich und nie aufhörend in seinem Kopf kreisen zu lassen. Quälgeister.

Was ich hörte, machte mir Hoffnung. Der Doktor hatte bei mehreren Patienten schon gute Erfolge erzielt. Eine Frau beispielsweise hatte die ganze Lunge mit krebsbedingten Metastasen voll gehabt. Durch die Behandlung waren *alle* Metastasen weggegangen. Und das nach wenigen Wochen in der Kugel. Im Wiener Krankenhaus hatte man spontane Selbstheilung diagnostiziert. Da es aber noch kein Patent gab, kamen nur Menschen zur Behandlung, bei denen schon alles andere versucht worden war. So wurde immer gegen Extreme gekämpft. Ali Schay erklärte mir, dass viel größere Erfolgschancen bestehen würden, kämen die Menschen in früheren Stadien zu ihm. Er erklärte mir auch, dass Conte sein schwerster Fall sei und es ein Wunder wäre, dass er noch lebt. Ich mochte diesen kleinen Mann, der mit großer Ehrlichkeit sprach und echte Anteilnahme am Schicksal seiner Patienten zeigte.

Die Wirkung der Bestrahlung – nein, eigentlich war es ja keine Bestrahlung –, der Behandlung war bei Conte immer sofort erkennbar. Manchmal begann der Tumor danach zu arbeiten. Er wurde in Abständen weich und hart und wieder weich. Dieser Prozess war deutlich von außen fühlbar. Als hätte die Leber ein Eigenleben entwickelt. Das war zwar ein gutes Zeichen, aber für Conte sehr anstrengend und auch schmerzhaft. Manchmal wurde die Therapie als »Wohlfühltherapie« eingestellt, und das hatte dann die Auswirkung, dass Conte sehr energiegeladen und aktiv war. Und verblüffenderweise völlig schmerzfrei. Er hatte zwar immer wieder Schmerzen, aber der permanente Grundschmerz, welcher ihn von Beginn seiner Krankheit an begleitet hatte, war mit Anlauf dieser Behandlung verschwunden. Schon allein dieser Umstand war umwerfend. Die Therapie war auf die einzelnen Patienten so individuell einstellbar, dass sie nur die gesunden Zellen unterstützte und für ein »Wohlgefühl« beim Patienten sorgte.

Die Wochen nach diesem ersten Besuch waren durchwachsen gewesen. Conte hatte regelmäßig Therapie, und meistens fuhr ich mit ihm hin. Wenn ich es nicht schaffte, dann sprang auch mal Alice ein, um Conte zu kutschieren. Auf Alice war immer Verlass in solchen Dingen. Sie hatte Conte sehr gerne, und mehrmals wurde sie auch mit schwierigen Situationen konfrontiert, in denen er in sehr schlechter Verfassung war. Das ging ihr ungemein nahe. Conte hatte in Wien überhaupt viele Freunde gewonnen, und alle nahmen Anteil an dem, was mit ihm geschah.

Ich sah die Uni in diesen Wochen selten von innen, aber das störte mich, um es in meiner Sprache zu sagen, behaglich wenig. Conte hingegen spornte mich immer an, jetzt doch mal für meine anstehenden Prüfungen zu lernen. Er erinnerte mich wieder und wieder daran und weigerte sich sogar manchmal, mich zu sehen, wenn ich nicht etwas gearbeitet hätte. Also lernte ich brav ab und zu ein wenig. Zum Glück war es mit seinen Weigerungen nicht sehr weit her, und er hatte durchaus nichts dagegen, wenn ich meine Bücher mit zu ihm bzw. zur Therapie nahm – auch wenn ich sie dort selten aufschlug. Wie durch ein Wunder schaffte ich es tatsächlich, in diesem Semester ein paar Scheine zu machen. Wenn ich die jemandem zu verdanken habe, dann ganz gewiss Conte.

***

Zurück nach Gramat-Neusiedel. Dieses Mal hatte ich bei der Therapie also selbst die Möglichkeit, mit ins Dunkel zu tauchen. Ich hatte noch einen Husten zurückbehalten von meiner Grippe, und Ali Schay meinte zwinkernd, er müsse mich wohl auch mal in die Kugel legen. Die Idee faszinierte mich. Ich konnte dann zwar nicht selbst therapiert werden, durfte allerdings während der ganzen Stunde bei Conte unten bleiben.

Da waren wir nun. In dieser endlosen Finsternis. Ohne den kleinsten Funken Licht. Die Tür hatte sich mit einem leisen Klicken hinter Ali Schay geschlossen. Ob man uns wohl draußen hören konnte, wenn wir sprachen? Was, wenn etwas passierte. Aber was sollte schon passieren. Ich atmete tief durch. Conte war nicht in der Lage, zu sprechen. Die Kontakte wären sonst aus seinem Mund gefallen. »Mmhhm …« war alles, was er zustande brachte. Also bestritt ich die Konversation allein. Einzelne Sätze schwebten aus meinem Mund in die Lichtlosigkeit hinein. Ein ganz sonderbares Gefühl. Wirklich, so musste es sich anfühlen, blind zu sein. Conte musste ein paar Mal ziemlich lachen, was für ihn auch nicht leichter war als sprechen … man sagt ziemlich alberne Dinge, wenn man so im Dunkeln sitzt. Es ist absonderlich, da man Geräusche und die eigene Stimme viel intensiver wahrnimmt. Verliert man einen der Sinne, so stellen sich die verbleibenden erstaunlich schnell darauf ein. Um den Schall zu testen, versuchte ich sogar zu singen.

Es war eine sehr bizarre Erfahrung für mich. Endlich konnte ich mir vorstellen, wie es Conte Sitzung für Sitzung erging. Auf der anderen Seite saß ich da nun und erfreute mich, bis auf einen leichten Husten, vollster Gesundheit, während mein Conte auf seinem Bettgestell lag und es um sein Leben ging. In der völligen Dunkelheit dort unten war ich ihm so nah und gleichzeitig so fern wie nie zuvor. Und niemals habe ich eine so intensive Abneigung gegen seinen Tumor verspürt wie in diesen sechzig Minuten. Es war, als wolle ich mit den gebündelten Wellen in seinen Körper eindringen und den Tumor ein für alle Mal austreiben. Diese Gefühle waren so stark, dass ich dann noch einmal versuchen musste zu singen, und sei es nur, um zu testen, ob meine Stimme mich nicht verlassen hatte …

Auch mein Zeitgefühl ging komplett verloren, und ich hatte den Eindruck, Ali Schay sei gerade erst gegangen, als er nach einer Stunde wiederkehrte. Die blassen Lampen wirkten grell im ersten Moment. Ich blinzelte. Behutsam wickelte Rasim Conte aus dem Kettenhemd und reichte ihm seine Kleider. Langsam zog Conte sich wieder an, und wir wanderten den schneckenförmigen Gang zurück. Der Sonnenschein an der Erdoberfläche blendete mich für einige Sekunden. Bunte Punkte flimmerten für ein paar Augenblicke vor meinen Augen. Ich streckte meine Glieder, und meine Haut saugte genussvoll die warmen Strahlen auf.

Nach dieser Therapiesitzung fuhren wir nicht, wie sonst meist, gleich zurück nach Wien. Conte fühlte sich wohl – die Zeit war auch für ihn wie im Flug vergangen. Gerne hätte er öfter Gesellschaft gehabt dort unten. Aber Ali Schay sagte, dass die Behandlung nur dann optimal funktioniere, wenn der Raum leer sei. Wir kauften uns im nächsten Ort eine dicke Wassermelone und beschlossen, ein Picknick auf einer Wiese zu machen. Wir parkten das Auto an einem Feld. Seine immer präsenten dicken, weichen Kissen wurden ausgepackt, und wir streckten unsere Nasen in die Sonne. Dabei beobachteten wir ein paar Segelflieger, wie sie über uns ihre Kreise drehten. Ganz in der Nähe war ein Fluggelände für Hobbysegelflieger. Die kleinen Flugzeuge veranstalteten Kunststücke aller Art, drehten Loopings, deuteten Landungen an, nur um im selben Schwung wieder in die Luft zu schießen. Richtig beschaulich. Angenehm unspektakulär. Wir redeten nicht viel. Wir lagen einfach nebeneinander. Ein ganz leichter Wind war zu spüren. Die Luft flimmerte über der Wiese. Ein kleines bisschen Ferien. Als die Hitze schließlich unerträglich wurde und ein paar Ameisen sich über unsere Wassermelonenreste hermachten, brachen wir wieder auf in Richtung Wien.

7.

Black Man

TAGEBUCH 20. 3. 2004

Früher habe ich viel über die Liebe philosophiert – jetzt mache ich in der Uni dieses Seminar über die »Philosophie der Liebe«. Ironischerweise habe ich mich immer dann über die Liebe ausgelassen, wenn ich selbst diesem Gefühl so fern wie nur möglich war. Heute ist das mal anders. Es ist auch schwieriger – ist man nämlich nicht verliebt, dann hat man eine sehr klare Vorstellung davon, wie es idealerweise sein sollte und sich anfühlen müsste. Man (beziehungsweise ich) ist schnell mit Kritik und Ratschlägen zur Hand wenn andere einem Einsicht gewähren in IHR Gefühlschaos. Nun stecke ich selbst mitten in einer tiefen Verliebtheit, und Worte können nur sehr schwer fassen, was in mir vorgeht. Vor allem weil nichts so ist, wie ich es mir vorgestellt habe – alles anders – irgendwie komplizierter. Und auch leichter – irgendwie schwebend und frei – und bedrückend, am Herz zerrend – mir den Atem nehmend.

Die Widersprüchlichkeit der Gefühle, die in mir toben, ist am erstaunlichsten. Von der hellsten Freude bis hin zur wirklichen, echten Verzweiflung!!! Unsicherheit wird abgewechselt von Schüben tiefer Zuneigung. Freudige Erwartung wechselt sich ab mit herrlichem Wohlsein, nur um in Sekunden von wirrem Unwohlsein verdrängt zu werden. Zufrieden-

heit mit dem, was ist, kämpft mit der Sehnsucht und der Erwartung nach mehr!

Die Frage taucht auf, ob man wohl jemals satt sein wird, liebevolle Worte zu hören und zärtliche Berührungen zu empfangen und zu geben. Ob man jemals genug davon haben könnte, ihn anzublicken und seine Gesichtszüge zu studieren. Ob man jemals die Ruhe und Sicherheit finden kann und das Wissen um seine Liebe, ohne beständig auf Bestätigung zu warten. Manchmal will ich's ihm zuflüstern, nein, es herausschreien – ich liebe Dich. Doch meine Zunge wird im Zaum gehalten von Kräften, die ich nicht einordnen kann. Vielleicht retten sie mich vor Übermut – vielleicht halten sie auch zurück, was meiner Seele singend entsteigen will. Das Gefühl ist auf jeden Fall nicht festzumachen – nicht in ein paar Worte zu fassen. Er hat mal gesagt, dass er sich bei mir einfach zu Hause fühlt. Wunderbar!

Fühle ich mich bei ihm zu Hause? Ja, vielleicht – kann es nicht so sagen. Fühle mich auf jeden Fall sehr wohl bei ihm, mag ihn gut leiden – mag, was er sagt und tut. Vielleicht habe ich dieses »Zuhausegefühl« auch noch nicht, weil mein Zuhause ja besteht – liebevolle Eltern und Geschwister. Er hatte das nicht in derselben Weise – or so he tells me – ein liebevolles Zuhause ist für ihn nicht so eine Selbstverständlichkeit. Es ist interessant, dass er immer wieder auf seine Eltern zu sprechen kommt. Auch wenn er sagt, dass er sie nicht mag – oder deswegen. Es scheint ihn doch mehr zu beschäftigen, als er zugibt. Sein Vater spielt da eine enorme Rolle. Er fühlte sich ganz schlecht und ungerecht behandelt, und es muss so tiefe Wunden in seiner Seele hinterlassen haben – tief vergraben und jetzt auch bewusst abgeblockt. Ob der Vater weiß, was in seinem Sohn vorgeht – ihm dieser Zustand bewusst ist? Als er Fieber hatte, wollte er es mir dringend erzählen. Und dann kommt es immer wieder – so ganz nebenbei. Ich bin ein bisschen gehemmt, ihn in dieser Richtung zu befragen, aber ich werde es tun. Ich denke, er will darüber sprechen. Und außerdem glaube ich, dass es hier akut an Versöhnung mangelt! Hilf Gott!

Ein gestörtes Verhältnis zu Vater und Mutter MUSS sich auch auf andere Verhältnisse negativ auswirken. Also bitte ich Dich, Jesus, hier Deine heilende und schützende Hand über uns zu legen, damit unser Verhältnis nicht beeinflusst werden kann. Der Krebs zerfrisst seinen Körper, aber der Hass zerfrisst seine Seele. Das darf nicht sein – kann nicht sein! Hilfe. Amen.

Das Thema Gebet ließ mich nicht wirklich los. Und auch der Gedanke an seine Eltern wollte mich nicht in Ruhe lassen. Wir hatten schon sehr viel über den Glauben geredet, und ich wusste auch, dass er fromm und sehr offen war. Ich selber bin katholisch, und für mich ist der Glauben schon zeit meines Lebens eine wichtige Konstante. Wir, meine Geschwister und ich, sind im Glauben erzogen worden … besonders auch zu einem sehr persönlichen Glauben an Jesus Christus. Dazu kommt, dass ich schon früh im Leben sehr praktische Erfahrungen mit dem Glauben gemacht habe und es einfach eine Realität für mich ist, dass Jesus in meinem Leben etwas bewirken kann. Conte war ebenfalls katholisch. Er hatte eigentlich eine gute Glaubensgrundlage. Er sagte ganz klar, dass Gott es gewesen ist, der ihn nach Wien geführt hat. Dennoch war ich gehemmt. Miteinander beten. Warum war das so schwer? Gemeinsam zu beten war noch einmal ein extremer Schritt, und ich war nicht fähig, ihn zu gehen.

Ich hatte vor wenigen Tagen mit meiner Großmutter gesprochen, und sie hatte gefragt, ob Conte schon mal an Heilungsgebete gedacht hätte. Heilungsgebet! Wie viel Hoffnung lag in diesem Wort. Diesen Gedanken trug ich eine Weile mit mir herum, und als wir mal wieder auf seinem Bett lagen und redeten, fragte ich ihn einfach. »Hast du schon mal daran gedacht für dich beten zu lassen, Conte? … Ich meine … äh … quasi gegen den Krebs?«

Das kostete mich eine unglaubliche Überwindung, was ich selbst nicht ganz verstehen konnte. Conte verstand erst nicht, was ich meinte, und sagte, alle seine Tanten würden für ihn beten und auch seine Freunde.

»Ich weiß, dass sie alle regelmäßig Gebete für mich sprechen!«

Ich erzählte ihm dann vom Heilungsgebet – dass es einfach Menschen gibt mit einer besonderen Gabe dafür. Die Gaben des Heiligen Geistes, von denen in der Bibel die Rede ist – Heilen, Lehren, Trösten usw. – hatten wir schon mal diskutiert, also waren ihm solche Gedanken nicht fremd.

Conte überraschte mich mal wieder, indem er mich interessiert ansah und einfach nur meinte: »Weißt du, Isi – ich bin nicht in der Situation, zu wählen. Ich versuche alles, was mir helfen könnte.« So einfach war das also. Er hatte keine Wahl. Und wenn es helfen konnte, dann würde er es versuchen. Dann war er bereit, sein ganzes Vertrauen hineinzulegen. Als ich später gehen wollte, hielt er mich zurück und sagte eindringlich, ich solle die Sache mit dem Beter-Mann nicht vergessen. Ich war beschwingt und erleichtert, es über die Lippen gebracht zu haben. Zum ersten Mal konnte *ich* etwas unternehmen – konnte etwas in die Wege leiten, um ihm zu helfen und die Hoffnung mit zu tragen.

E-MAIL 22. 3. 2004

Mein lieber Conte,

nachdem wir jetzt »The Passion« angeschaut haben und kurz, aber heftig darüber diskutiert wurde, sind alle Richtung Bett oder nach Hause abgewandert ... und ich wandere noch mal kurz, aber gerne, gedanklich zu Dir!!!

Ich habe heute einen Anruf meiner Omama bekommen, die ich gefragt hatte, ob sie jemanden in Wien kennt, an den man sich wegen eines Heilungsgebetes wenden kann – sie hat Maria Prean angerufen, und die hat ganz spontan einen Pfarrer Ike Nawarosie (oder so ähnlich) gewusst – wohl Schwarzafrikaner und Pfarrer in einer Gemeinde hier in Wien. Da es mir keine Ruhe lässt, werde ich den morgen mal anrufen und von Dir erzählen. Ich hoffe, das ist OK für Dich! Schaden kann's in keinem Fall ...

Ich weiß auch gar nicht, warum ich nicht schon früher daran gedacht habe – schließlich glaube ich fest an die Kraft des Gebets – auch an die heilende Kraft Jesu! Aber alles zu seiner Zeit, wie es scheint!

Ich schließe Dich jetzt fest in meine Gedanken ein und hoffe, Du hast eine hervorragende Nacht – und hey – kriech ganz schnell aus dem Pfuhl des Selbstmitleids wieder raus ... sonst komm ich Dich holen!

dk nur für Dich
Isi

Am nächsten Morgen rief ich Pastor Ike an. Er war nicht da. Ich war ein bisschen enttäuscht, aber mir wurde versprochen, er würde zurückrufen. Am folgenden Tag machte ich mich auf den Weg in die Universität. Ich musste zu einem Seminar. Ich war schon vor dem großen, ehrwürdigen Bau der Haupt-Uni angelangt, als mich plötzlich das dringende Bedürfnis überkam, jetzt doch lieber zu Conte zu fahren. Das passierte mir gelegentlich, und da ich wusste, dass ich sowieso nichts von dem mitbekommen würde, was der Professor von sich gab, folgte ich meist dieser inneren Regung. Conte freute sich, mich zu sehen, und keine fünf Minuten später klingelte mein Handy, und Pastor Ike war dran.

Zufall?

Ich glaube nicht an Zufälle.

Das war hoch spannend.

Er sprach englisch mit einem schweren Akzent, den ich nur von den schwarzen Mädchen aus meinem Internat in England kannte. Gewöhnungsbedürftig und nicht einfach zu verstehen. Ich erzählte ihm von Conte und seiner Krankheit, und er hörte mir genau zu. Dann fragte er, wo mein Freund denn sei.

»He's right next to me …«, antwortete ich.

Tja – und so bat mich Pastor Ike, doch gleich persönlich mit ihm sprechen zu dürfen. Conte, der aufmerksam lauschend neben mir gesessen hatte, war perplex. Aber dann nahm er den Hörer in die Hand. Der Pastor unterhielt sich kurz mit Conte und fragte ihn dann, ob er für ihn beten dürfe. Conte war ziemlich überrumpelt, aber auch freudig überrascht und stimmte zu. Pastor Ike betete also für ihn am Telefon, und ich konnte es deutlich hören, da er sehr laut und kraftvoll sprach. Ich beobachtete Contes Gesicht. Sein Blick war nach innen gerichtet. Er sah leicht verwirrt aus, hörte aber angestrengt zu und bedankte sich dann sehr. Pastor Ike meinte, wir sollten auch mal bei ihm vorbeikommen, und wir versprachen, es zu tun.

Nach dem Gespräch war Conte sehr bewegt, und wir sprachen zum ersten Mal über das persönliche Beten. Ein bisschen geniert noch. Vorsichtig. Dann dankbar entdeckend, dass der andere es ebenfalls schon hatte ansprechen wollen. Das Gebet des Pastors hatte wie ein Anstoß gewirkt. Ein leichtes Beben, welches eine Lawine nach sich ziehen sollte. Schließlich schafften wir es, miteinander ein Gebet zu sprechen, auch wenn es noch recht holprig und ungewohnt war. Danke, Jesus!

Da ich zusammen mit Niko vom 29. März bis zum 3. April zu einem Seminar über den Glauben nach Deutschland fuhr, plante Conte, in derselben Woche nach Hause zu fliegen, um seine Tanten zu sehen und Freunde zu besuchen. Er wohnte in Deutschland bei seiner Tante Feli, von der er erzählte, sie sei so etwas wie eine Ersatzmutter für ihn gewesen. Er sprach immer ganz besonders liebevoll von dieser Schwester seiner Mutter. Seine eigene Mutter litt seit mehr als 25 Jahren an MS, und so waren er und sein Bruder viel bei Tante Feli gewesen. Kein Wunder, dass er sich danach sehnte, sie mal wieder zu sehen. Seine Behandlung bestand immer aus Therapie- und Pausenphasen, und eine dieser Pausen fiel genau in diese Zeit.

Er hatte so viel vor in Deutschland. Er wollte Freunde besuchen, die er schon lange nicht gesehen hatte. Auf Dauer ist das Telefon kein guter Kontakthalter. Wir bekamen es von der Planung her genau so hin, dass ich ihn zum Flughafen bringen und nach einer Woche wieder abholen konnte. Ich war sehr froh, dass es ihm so gut ging und er sich die Reise zutraute. Hätte er sich nicht wohl gefühlt, hätte ich es kaum über mich gebracht, wegzufahren, und wäre wohl bei ihm in Wien geblieben. Der Plan stand, dass er danach mit mir über Ostern nach Drahenice kommen würde. Er hatte sich so gefreut, als ich ihn eingeladen hatte, aber natürlich war alles davon abhängig, wann seine Therapie wieder anfing. Da sein Arzt Moslem war, bedeuteten die christlichen Feiertage wenig.

Tagebuch 26. 3. 2004

Gleich kommt Conte vorbei. Er war wieder im Krankenhaus zum Wasserabsaugen. Ich bin nicht mit ihm hingegangen, weil Antonia zum Frühstück kommen wollte. Sie hat es aber leider nicht geschafft – zu dumm. Aber Conte ging es relativ gut, und er wollte nur noch mal abpumpen lassen, damit seine Reise nach Deutschland nicht so belastet ist. Ich hoffe sehr, dass es ihm jetzt nach diesem Eingriff ganz gut geht, damit er seinen Aufenthalt zu Hause genießen kann. Eine Woche ohne ihn! Oh Mann! Da wird mir ganz einfach was fehlen – es zieht jetzt schon an mir, wenn ich nur daran denke.

Niko will Pfingsten seine Verlobung bekannt geben – also nach Drahenice zu den Eltern fahren. Ich bin ja SEHR *gespannt auf die Reaktion der Eltern. Sehr schade, dass ich zu dem Zeitpunkt in Lourdes sein werde – das zu verpassen ist schon eher blöde. Aber was soll's – alles kommt, wie es kommen soll.*

Ich habe sogar schon gepackt für morgen, dann kann ich eventuell bei Conte schlafen und ihn morgen früh zum Flughafen fahren. Der Süße – es war bestimmt anstrengend für ihn heute – bitte Jesus, lege

Deine heilenden Hände auf ihn, damit sich nichts entzündet und kein Wasser nachfließt. Bitte Herr Jesus – segne ihn – alles an ihm – Seele und Körper und Geist.

Ich glaube, dass Du uns beiden hier eine Chance gibst. Ihm genauso wie mir! Ich danke Dir dafür. Amen.

Er kam wenig später zu mir. Das Wasserablassen im Krankenhaus war relativ unproblematisch abgelaufen. Die Prozedur war bekannt. Derselbe Arzt, wie beim letzten Mal, hatte den Dienst übernommen. Gott sei Dank! Conte war ziemlich müde und schlief ein bisschen auf meinem Bett. Ich kochte derweil Spaghetti, die wir genüsslich auf meinem blau-weißen Sofa sitzend verspeisten. Ein ganz normaler Nachmittag. Später fuhren wir zu ihm. Ich übernachtete nicht, sondern holte ihn am Samstag sehr früh ab, um ihn zum Flughafen zu fahren. Er hatte die ganze Nacht nicht geschlafen, sondern sein Zimmer aufgeräumt. Da er sein Zimmer wie eine Höhle behandelte und alles sammelte, was brauchbar oder auch weniger brauchbar war, bestand das Aufräumen in einer langwierigen, anstrengenden Aktion. Ich bot ihm abends noch meine Hilfe an, aber er hatte sie strikt abgewiesen und mir nur erlaubt, ihn zu unterhalten, während er arbeitete. Das war ziemlich eigenartig – man sah ihm an, dass er Schmerzen hatte und es eigentlich viel zu anstrengend war, aber andererseits wollte ich mich ihm auch nicht widersetzen. Es war ihm wichtig, nicht so ein Chaos zu hinterlassen, weil er immer ein schlechtes Gewissen hatte, wenn Angela dann aufräumte. Angela hingegen kann einfach keine Unordnung sehen und räumt deshalb auf, wenn sie welche vorfindet. Also unterhielt ich ihn eine Weile, ließ ihn dann in seinem Chaos zurück und fuhr nach Hause.

Ich war sehr erstaunt, wie weit er gekommen war, als ich Samstagmorgen bei ihm eintraf. Er hatte tatsächlich kaum geschlafen, sah aber sehr selbstzufrieden aus. Noch ein paar Handgriffe – mal wieder war der Pass nicht griffbereit – und wir konnten los. Wir kamen natürlich viel zu spät zum Flughafen, aber Conte hatte in solchen Dingen eine Ruhe und Gelassenheit, die mich immer wieder verblüffte. Er konnte gerade noch einchecken. Letzter Passagier.

»Sie können direkt zum Gate gehen, junger Mann.«

»Perfektes Timing«, erwiderte Conte. Er machte sich ein bisschen lustig über mich.

Immer sooo pünktlich!

Wozu die Eile?

»Willst du mich etwa loswerden?!« Er grinste mich an.

Das Warten wäre ihm sowieso zu anstrengend gewesen. In aller Ruhe verabschiedete er sich von mir. Mittlerweile waren wir so vertraut miteinander, dass selbst ich mich »normal« verhalten konnte beim Abschied. Mit seinem leicht schwankenden Gang, den Rucksack über eine Schulter geworfen, entschwand er schließlich durch die Passkontrolle meinen Blicken.

***

Direkt vom Flughafen holte ich Niko in seiner Wohnung ab, und wir machten uns auf den Weg nach Bischofsheim, wo unser Seminar stattfand. Das christliche Seminarzentrum liegt wunderschön an einem Berg. Man braucht nur wenige Schritte zu gehen und schon umgibt einen nur mehr Wald. Es ist ein großes einladend wirkendes Gästehaus. Ich hatte vor ein paar Jahren bereits an einem der Seminare teilgenommen. Umso mehr freute ich mich auf die folgende Woche. Etwas Eigenartiges nahm dann seinen Lauf. Ich konnte die gesamte Woche nicht mit Conte kommunizieren. Ich hatte vergessen, mir seine deutsche Handynummer geben zu lassen, und er hatte sein österreichisches Handy in Wien gelassen. Also konnte auch er mich nicht erreichen. Es fehlte mir richtig. E-Mail wäre eine Möglichkeit gewesen, die ich auch versuchte, aber leider ging es Conte ziemlich schlecht, und er öffnete seinen Computer kein einziges Mal. Ich bin sehr froh, dass ich nicht wusste, wie schlecht es ihm ging, denn das hätte mich völlig fertig gemacht.

In Bischofsheim war Conte nun der Hauptgegenstand meiner Gebete. Es war eine sehr intensive Zeit, in der ich mich besonders mit dem Gedanken der Versöhnung auseinandersetzte. Ich hatte immer die Geschichte mit seinem Vater im Hinterkopf. Es ließ mich einfach nicht los. Wie ein penetranter, tropfender Wasserhahn – nicht abstellbar. Das Thema der Versöhnung war auch eines der zentralen Themen im Seminar. Alles, was mich bewegte und mir durch den Kopf ging, schrieb ich für Conte in einem Block in Briefform auf. Ich zeichnete alles so auf, wie es mir gerade einfiel, und manchmal war das wohl auch etwas hart und sehr direkt. Später gab ich Conte diesen Block. Ich war sehr froh, alles aufgeschrieben zu haben, da mir das Erzählen etwas schwerfiel.

Diese Woche im Gebet und mit sehr guten Vorträgen war enorm wichtig für mich und erfüllte mich mit einer großen Freude und Kraft. Ich hatte Conte im Herzen jede Sekunde dabei und war auch so voller Dankbarkeit, dass es ihn gab und er in mein Leben gekommen war! Es war toll, zusammen mit meinem Bruder Niko dort zu sein. Wir führten gute Gespräche und hatten auch intensive Gebetsmomente zusammen. Omama war auch mit uns dort, und da ich mit ihr ein Zimmer teilte, bekam sie meine Gedanken und Gefühle hautnah mit. Es war sehr eigenartig für mich, in keinerlei Kontakt mit Conte treten zu können, und ich war Ende der Woche ziemlich froh, als wir uns wieder auf den Weg nach Wien machten. Man malt sich ja im Kopf die schlimmsten Dinge in allen grausigen Details aus. Ich habe zudem eine blühende Fantasie. Aber bei uns zu Hause heißt es immer: Keine Nachricht, gute Nachricht. Damit versuchte ich mich zu beruhigen.

Als ich am Montag der folgenden Woche am Flughafen war, um Conte in Empfang zu nehmen, musste ich fast heulen vor Erleichterung, als er grinsend und aufrecht durch die Sperre kam. Gut sah er aus. Strahlend. Er setzte seinen Rollkoffer ab, und ich warf mich in seine Arme. Ganz hemmungslos und ohne auf die Menschen um uns herum zu achten. Es war, als hätte ich ihn eine halbe Ewigkeit nicht gesehen. Wie lang sieben Tage sein können …

Ich fuhr ihn nach Hause, und wir hatten uns so viel zu sagen. Er erzählte, dass er nur einen Tag zu Hause bei seiner Tante Feli gewesen war und dann die restliche Zeit bei seinem Freund Torsten in Köln verbracht habe. Es war ihm ziemlich schlecht ergangen, und nach einigen Tagen hatte sich herausgestellt, dass ihn die Entwässerungstabletten, die er gegen sein Bauchwasser zu sich nahm, völlig austrockneten. So was Dummes. Er hatte das nicht bedacht und nicht ausreichend getrunken, woraufhin seine Nieren erst mal den Geist aufgaben. Das äußerte sich in enormen Rückenschmerzen. Zum Glück war da ein Arzt, der das Problem gleich erkannte, und viel Trinken besserte seinen Zustand ziemlich rasch wieder. Leider hatte er nichts von dem erledigen können, was er sich vorgenommen hatte, aber er schwärmte von Torsten und dessen Freundin Gabi! Rührend hatten sie sich um ihn gekümmert und offensichtlich viel Zeit zum Reden gehabt. Torsten ist wohl einer seiner besten Freunde gewesen. Auf jeden Fall habe ich viele Geschichten über ihn gehört.

Dann erzählte er mir, es sei ihm etwas ganz Eigenartiges passiert. Am Mittwoch hätte er das starke Gefühl gehabt, dass irgendjemand für ihn beten würde. Und von Mittwoch an wäre es ihm auch etwas besser gegangen. Wahnsinn. Ich war sprachlos. Ich hatte es ihm doch noch gar nicht erzählt. So weit waren wir noch gar nicht gekommen. Genau am Mittwoch hatten wir im Seminar von Conte erzählt, und alle Teilnehmer hatten einen wahren Sturm an Gebeten auf ihn losgelassen. Ist das nicht wundersam? Diese direkte Wirkung des Gebetes?

***

Ich hatte in der Woche nach dem Seminar mein Cousinchen Gina und deren Freundin Philippa bei mir. Äußerst lebenslustige Mädchen, die den Umstand, eine studierende ältere Cousine in Wien zu haben, nutzten, um sich in die Großstadt zu stürzen. Meine Schwester Lioba war auch aus Deutschland mitgekommen. So waren die drei zum Glück sehr oft eigenständig unterwegs und hatten auch ohne meine Anwesenheit ihren Spaß. Um ehrlich zu sein, brauchten sie mich wohl kaum bei ihren Vergnügungen. Ich war auch viel zu sehr in Gedanken, und es zog mich täglich zu Conte. Es ging ihm relativ gut – auch wenn er zu der Zeit extrem schlecht und mitgenommen aussah. Mittwoch hatte Conte wieder Therapie, und ich rief erneut Pastor Ike an. Wir hatten uns vorgenommen, einmal bei ihm vorbeizufahren. Es würde knapp werden vor Ostern, aber wir machten aus, dass wir ihn am Karfreitag besuchen würden, falls Conte keine Therapie haben sollte.

E-Mail 8. 4. 2004

Mein Conte,

ja tatsächlich – ich denke mal wieder nach.

Und das, während Du in einer fast anderen Welt – wahrscheinlich mehr driftend als schlafend – versuchst, Dich zu erholen … am liebsten würde ich sofort zu Dir fahren und mich ruhig neben Dich legen – aber ich würde Dich nur rausreißen.

Ich weiß gar nicht, ob Du überhaupt schon wieder E-Mails liest – der Computer lag ja noch recht unangetastet auf dem Sofa –, aber ich weiß mir momentan einfach kein anderes Ventil.

Gerne würde ich über alles, was in meinem Kopf vor sich geht, mit Dir sprechen – aber so oft scheint es dann nicht der richtige Augenblick zu sein, Du bist müde und manchmal irgendwie weggetreten, und dann bin ich ja auch völlig zufrieden, einfach in Deiner Nähe zu sein. Die Worte wollen oder sollen nicht kommen – ganz wie man's nimmt.

Wahrscheinlich bist Du noch nicht mal dazu gekommen, meinen Bischofsheim-Block zu lesen? Würde mich interessieren, was Du denkst!

Manchmal spüre ich einen so starken Frust in Dir – verständlich genug, aber es macht mich so hilflos –

was red ich – Dich ja auch! So wie gestern – bis hin zur Aggressivität, weil es Dir immer noch geht, wie es Dir geht! Und dann kommt mein Frust dazu – weil ich Dich berühre und Du zuckst und alles Dir wehzutun scheint, was ich mache. Das ist verdammt noch mal nicht leicht – weil alles in mir zu Dir drängt – Kontakt sucht – und ich es dann unterdrücke – nicht gut!

Aber das wird sich ändern! Weil ich an Wunder glaube! Und weil Du es auch tust! Heute Nacht bin ich schweißgebadet aufgewacht, weil ich im Traum gesehen habe, wie Du kraftlos auf einem Stuhl sitzend an die Tischkante kippst – ich konnte nicht hin – konnte nicht zu Dir. Da bin ich aufgewacht – es hat mich so gerüttelt, dass ich nur noch beten konnte – das hat geholfen – irgendwie hat es mir dann den Schlaf zurückgegeben. Der Schlüssel zum Wunder liegt im Gebet, Conte! Und zwar auch in Deinem! Heute Morgen habe ich den Psalm 6 *gelesen – und ich dachte, er ist für Dich!*

Wenn Du morgen keine Therapie hast, dann können wir vielleicht nach Tulln zu Pastor Ike fahren? Was meinst Du? Es liegt an Dir – aber Jesus will Dich gesund machen – Du musst ihn nur lassen – ohne Deinen Willen (tja – den hat er uns nun mal GESCHENKT*) geht es nicht! Es geht darum, sich fallen zu lassen und* ALLE *Kontrolle abzugeben – kannst Du das?*

Es ist eigenartig, dass ich solche Probleme habe, mit Dir über diesen Aspekt zu sprechen – es gibt nämlich keinen Zweifel in mir, dass es wahr ist – vielleicht ist es meine allgegenwärtige Angst, auf Ablehnung zu stoßen. Aber Schluss damit!

Ich bin ja gerade dabei, quasi meinen Schatten zu meinem Springseil zu machen – jeden Tag springe ich von neuem darüber hinweg! (Hihi – so blöde Vergleiche lassen mich an Peter Pan denken ... hoffe, mein Schatten reißt unter der Strapaze nicht ab ...) OK – jetzt mal Schluss mit Gedanken, Du Gedankenverwirrer!

Dein bleibt die Isi

***

Am Freitag früh fuhr ich zu Conte, um ihn zur Therapie zu begleiten. Wie durch ein Wunder fiel die aber aus, und so drängte ich ihn, zu Pastor Ike zu fahren. »Der Pastor. Heute? Nach Tulln? Ich weiß nicht ...«

Er hatte das wohl vergessen, und es ging ihm auch besonders miserabel an diesem Morgen. Conte bewegte sich wie in Zeitlupe. Jede Bewegung schien eine zu viel zu sein. Er brauchte eine halbe Ewigkeit, um sich anzukleiden, und ich hatte das blöde Gefühl, dass alles irgendwie gegen unsere Fahrt arbeitete. Sollten wir lieber doch nicht fahren? War es vielleicht besser, wenn Conte noch ein paar Stunden schlief, bevor wir nach Drahenice aufbrachen? Nein. Ich spürte, dass wir fahren mussten. Ich habe gelernt, meinem Bauchgefühl nachzugeben. Also übte ich mich in engelsgleicher Geduld, machte Frühstück und ließ einfach alles auf mich zukommen. Conte war tatsächlich sehr schwach an diesem Morgen, und hätte ich nicht gedrängt, wäre er liebend gerne einfach liegen geblieben.

Ich weiß auch nicht, was mich dazu trieb, aber ich hatte einfach ein Gefühl, dass es wichtig sei. Intuition? Himmlische Führung? Wie auch immer man es beschreiben möchte – wir fuhren.

Conte hatte ein rührendes Vertrauen entwickelt und

meinte, dass er es eben machen wolle, wenn ich es für wichtig halten würde. Endlich im Auto, war er die ganze Fahrt sehr schweigsam. Wir hatten schon viel miteinander geschwiegen. Angenehm. Ohne das Bedürfnis zu sprechen. In Ruhe zu zweit zusammen.

Heute war das anders. Ich spürte, dass ihn etwas beschäftigte. Ich konnte die Gedankenspirale förmlich hinter seiner Stirn rotieren sehen. Aber sie blieb verborgen; kein Wort fand den Weg über seine Lippen. Ich fragte auch nicht nach. Ich musste mich konzentrieren, um den Weg zu finden. Wir waren beide sehr gespannt, was da jetzt eigentlich passieren würde. Gespannt und angespannt. Schon die halbe Stunde Fahrt nach Tulln war sehr mühsam für ihn, und einmal dort angekommen, wurde es nicht gerade einfacher.

In Tulln rollten wir hinter der Jugendherberge auf den Parkplatz. Das Zentrum war gut ausgeschildert. Es war lustig, weil wir ankamen und erst einmal von lauter strahlenden Afrikanern begrüßt wurden. Es wimmelte nur so von ihnen. In Tulln, so erfuhren wir, fand über Ostern ein charismatisches Treffen statt, wo sich alles, was schwarz und gläubig war, zu treffen schien. Viele Gesichter, in Schattierungen von weichem Beige bis Ebenholz, mit breitem weißem Lächeln. Die Zähne blitzten in den dunklen Gesichtern. Die Augen, die uns ansahen, lachten. Endlich trafen wir auf Pastor Ike, der die Treppe hinunterkam und uns sehr herzlich empfing.

Er hatte ein rundliches Gesicht mit leuchtenden Augen. Groß war er nicht gerade. Seine Stimme war voll und tief. Jetzt, wo ich ihn sah, fiel es mir auch nicht mehr schwer, seinen Akzent zu verstehen. Er gestikulierte und forderte uns auf, ihm zu folgen. »Welcome – how nice you made it here … come on … upstairs we have some privacy … five minutes and I'll be with you … come here … this way.«

Wir mussten, zu Contes Leidwesen, viele Stufen nach oben gehen, bevor wir ein ruhiges Zimmer fanden. Conte sah mich von der Seite unsicher an. Was machten wir eigentlich hier? Ich konnte nur mit den Schultern zucken: »Abwarten!«

Der Pastor und seine Frau kamen ein paar Minuten später. Das Zimmer war zum Glück reichlich ausgestattet mit Betten. Wir waren schließlich in einer Jugendherberge, und so war es möglich, dass Conte sich hinlegte. Das war auch nötig. Er musste erst mal wieder zu Atem kommen und alles ein bisschen auf sich wirken lassen.

Pastor Ike machte kein großes Klimbim, sondern fing direkt an. Er rückte sich einen Stuhl ans Bett und richtete seine gesamte Aufmerksamkeit auf Conte. Erst wollte er genau wissen, wo die Krankheit lokalisiert war. Conte legte die Hand auf die Stelle, wo seine Leber saß. Er ließ den schwarzen Mann nicht aus den Augen. Der Pastor nickte. Dann schlug er seine Bibel auf und las einige Stellen vor, in denen Jesus Wunderheilungen vollbrachte. Ich kannte die Stellen. Dann erklärte er genau den Zusammenhang der Heilung mit der Versöhnung.

Versöhnung – seine Eltern – sein Vater, schoss es mir durch den Kopf. Pastor Ike meinte zu Conte, dass sein eigener Glaube, der seiner Frau und meiner völlig ausreichen würden, um Heilung zu erlangen. Alles, was Conte selbst machen müsse, wäre, den Menschen zu vergeben, denen er im Herzen noch grollen würde. Vergebung und Heilung. Ein direkter Zusammenhang. So deutlich hatte auch ich das noch nicht gehört.

Ich sah, wie Conte in sich zusammensackte. Es war deutlich, dass ihn die Worte des Pastors genau dort trafen, wo es am meisten schmerzte. Er lag da auf dem Bett, die Hände über der Brust gefaltet, und lauschte aufmerksam auf alles, was der schwarze Mann sagte. Er nickte zwischendurch. Ganz langsam. Er runzelte die Stirn. Konzentriert. Angestrengt. Ein paar Mal atmete er tief durch. Dann richtete er den Blick wieder auf den Pastor.

»Das mit der Vergebung ... das ist wirklich nicht leicht«, sagte er schließlich ganz leise.

»Ich weiß nicht, ob ich das kann.«

Er sah bleich und elend aus. Riesig und dunkel wirkten die Augen in den Höhlen. Hilflos. Mein Herz streckte sich aus nach ihm. Ich rührte mich nicht von der Stelle. Wie gern hätte ich ihm in diesen Minuten geholfen. Aber ich konnte nichts tun. Es ging um ihn. Allein um Conte. Um das, was tief in ihm vergraben lag. Um seinen Schmerz. Um seine Vergangenheit. Da musste er ganz alleine durch.

Pastor Ike sah ihn nur an und sagte mit fester Stimme: »Sterben wird auch verdammt schwer für dich sein – du hast die Wahl!«

Ich konnte sehen, wie es hinter Contes Stirn arbeitete. Es war bleischwer für ihn. Zentnerlasten im Geist wollten bewegt werden. Plötzlich fixierte er den Pastor. Er zögerte, flüsterte dann:

»I will try.«

Diese drei Worte waren genug. Pastor Ike nickte, lächelte warmherzig und bat ihn, auf einem Stuhl Platz zu nehmen. Dann nahm er Contes bleiche Hände in seine schwarzen Hände und begann zu beten. Er betete mit einer Kraft, dass es mir den Atem raubte. Ich konnte nur leise mitbetend danebensitzen und beobachten. Seine Frau stand hinter Conte und legte ihm die Hände auf die Schultern und betete immer und immer wieder mir ruhiger und gleichmäßiger Stimme: »Praise the Lord Jesus Christ, praise the Lord. Thank you, Lord, for Constantine, thank you, Lord, and praise be to you!«

Später erzählte mir Conte, dass ihn das am meisten bewegt und eine tiefe innere Ruhe geschenkt habe. Der Pastor betete gegen den Krebs, für den Körper und sprach in faszinierenden Gleichnissen. Vom Krebs als nutzlosem Feigenbaum, der verdorren muss, weil er keine Frucht bringt. Ob es eine Minute oder eine Stunde währte? Ich kann es nicht sagen. Ich war völlig fasziniert von dem, was ich sah. Conte hatte beim Beten die Augen geschlossen. Er saß aufrecht da. Seine ganze Haltung drückte Aufmerksamkeit aus. Keine Furcht. Als der betende Mann fertig war, sah er zu mir hinüber.

»Come over here – I'll bless the two of you together.«

Er segnete uns beide. Dabei legte er eine Hand auf Contes und eine auf meinen Kopf. Kleine dunkle Hände mit hellen Handinnenflächen. Ich war tief bewegt. Dann meinte er mit einer starken Gewissheit in der Stimme, wir sollten uns keine Gedanken machen. Wie und wann Jesus Heilung schenken würde – das müsse nicht unsere Sorge sein. Heilung würde er ganz bestimmt schenken, aber die Umstände könne kein Mensch wissen.

Er sollte recht behalten.

8.

Böhmisches Osterwunder

Schwer beeindruckt, aber auch erschöpft, ließen wir Tulln hinter uns. Das waren reichlich intensive Eindrücke gewesen. Die vielen dunklen Gesichter, das aufrüttelnde Gebet. Erst Anspannung, dann Verspannung und schließlich Entspannung. Wir sprachen auch auf der Rückfahrt nicht viel. Aber die Stimmung war gelockert. Erschöpft und gelöst. Als hätten wir einen Berg erklommen. Frische Luft wehte durch die eben erst geöffneten Kammern der Seele. Conte saß eine Weile neben mir auf dem Beifahrersitz und sah versonnen aus dem Fenster. Dann wandte er sich mir zu.

»Danke. Danke, dass du mich dahin gezwungen hast«, dabei lächelte er ernst, »… es war so gut!« Er war sichtlich berührt. In seinem Kopf mussten die Gedanken wohl Purzelbäume schlagen. Vielleicht flossen sie jetzt aber auch geordneter ihren Weg. War ich froh, meiner Intuition gefolgt zu sein? Ich weiß es nicht. Es war einfach so. Und es war gut so. Ich brachte ihn nach Hause, wo er in einen tiefen Schlaf sank.

Ich dachte, dass wir unsere Heimreise nach Drahenice auf Samstag verschieben sollten, aber Conte war am Nachmittag fest entschlossen, noch am selben Tag zu fahren. »Wegen mir lass uns fahren … ich freu mich, wenn wir aus der Stadt rauskommen.«

Ich brachte Gina und Philippa noch zum Flughafen, holte ihn danach ab, und zusammen mit Lioba machten wir uns auf den Weg nach Hause. Conte schlief die meiste Zeit, und ich trank Red Bull. Dank sei dem Erfinder dieses Gebräus! Es schmeckt nach Gummibärchen. In flüssiger Form. Ich mag es. Und auch wenn die Flügel, die es verleiht, nur imaginär sind – man bleibt wach! Ich war froh, nach Hause zu kommen, aber mein Körper forderte seinen Tribut. Wir kamen sehr spät in der Nacht in Drahenice an, und Conte war kaum zu mehr in der Lage, als meine Eltern zu begrüßen, bevor er wiederum wie ein Stein ins Bett fiel. Lioba und mir ging es nicht anders.

Als ich am Samstagmorgen in meinem eigenen Bett erwachte, musste ich mich erst einmal orientieren. Zu tief hatte ich geschlafen. Ach ja. Drahenice. Ostern. Karsamstag war heute. Noch im Halbschlaf ließ ich den gestrigen Tag Revue passieren. Dicht war es gewesen. Sehr dicht. Dann raffte ich mich auf und ging zum Frühstück. Meine Eltern waren bereits da. Auch meine kleinen Schwestern. Lioba schlief noch. Ich gönnte es ihr. Natürlich musste ich von unserem Erlebnis in Tulln berichten. Es war so schwer zu beschreiben. Woher Worte nehmen, um diese Kraft auszudrücken, die ich gespürt hatte?

Conte verbrachte den Tag größtenteils im Bett. Nur zum Essen stand er auf. Ich gesellte mich stundenweise zu ihm und war froh, dass er viel schlafen konnte, was er unbedingt nötig hatte. Es waren ruhige Stunden. Irgendwann fragte ich ihn, ob er noch mal über Pastor Ikes Worte nachgedacht hätte. Ich wollte gerne wissen, was in ihm vor sich ging. Da erzählte er mir, dass er an der Versöhnung arbeiten würde. »Es ist nicht leicht, aber ich mache Fortschritte.«

Es ist nicht leicht. Wie viel steckte hinter diesen wenigen Worten. Jeder Mensch macht die Erfahrung, wie schwer es ist, zu vergeben. Manchmal scheinen die Hürden unüberwindbar – wenn ein anderer Mensch einen verletzt hat. Umso schmerzhafter, wenn dieser andere Mensch einem nahesteht, ja aus der eigenen Familie ist. Conte musste nicht mehr dazu sagen. Man konnte ihm ansehen, dass er sich viele Gedanken machte und wie sehr ihn das geistig anstrengte. Er steckte mitten in einem raumlosen Kampf. Nur er allein konnte ihn ausfechten.

***

Am Abend fuhr ich mit meiner Familie zur Osternachtsmesse in den Nachbarort. Conte war nicht in der Lage, uns zu begleiten. Er war einfach zu schwach. Es war nicht daran zu denken, zwei Stunden auf kalten Kirchenbänken auszuharren, konnte er doch kaum aufstehen, um etwas zu essen. Ich musste ihm allerdings versprechen, danach noch mal bei ihm reinzuschauen. Klar. Keine Frage.

Die Ostermesse war ein ganz besonderes Ereignis für mich. Es war eine ruhige, dunkle Nacht, und das Osterfeuer wurde gerade vor der Kirche angezündet, als wir hinzukamen. Es flackerte unruhig und spiegelte sich auf den andächtigen Gesichtern der Gemeinde. Unser Priester segnete die Osterkerze. Dann zündete er sie an. Ida lief nach vorne, um ihre Kerze anzumachen. Dann brachte sie das Licht zu uns. Es wurde weitergegeben, von Mensch zu Mensch, bis jeder eine brennende Kerze in den Händen hielt. Der Priester führte die Prozession in die Kirche. Die andächtige Stimmung, als wir mit den brennenden Kerzen in das Gotteshaus zogen, die schräg gesungenen tschechischen Lieder, meine Familie, die eine ganze Kirchenbank für sich beanspruchte, alles wie immer. Alles wie immer – und doch wie noch nie da gewesen. Ich ging mit den anderen hinein. Dann kniete ich mich hin und betete. Angestrengt, inständig und konzentriert. Ich wollte alle meine Kraft in die Gebete legen. Ich wollte Conte gesundbeten. Ich wollte seine Vergebungsbereitschaft herbeibeten. Ich wollte seinen inneren Frieden erbitten.

Ich wollte, aber ich konnte nicht.

Plötzlich kam eine wunderbare Ruhe über mich, und ich hörte, wie eine Stimme in meinem Inneren sagte: »Isi, du brauchst dich nicht mehr so anzustrengen – ich habe den Fall längst übernommen.«

Es fiel mir ein Stein vom Herzen, und ich konnte nur staunen über die Güte Gottes, die alles in ein neues und wunderbares Licht tauchte. Es lag nicht an mir, oder daran, wie viel ich betete oder tat – ich konnte gar nichts ausrichten. Alles lag in Gottes Händen, und in denen lag es gut. Als wir nachts zurückkamen, schlüpfte ich kurz zu Conte hinein und erzählte ihm von meinem Erlebnis. Er lächelte.

***

Am Ostersonntag gab es bei uns, wie in jedem Jahr, ein herrliches Osterfrühstück. Der Tisch war von Mami festlich gedeckt. Sie hat über die Jahre Osterhasen aller Variationen gesammelt, die jedes Jahr für den Tischschmuck herhalten mussten. Conte stand dazu auf und genoss es sichtlich, Ostereier aller Art zu probieren und sich auch sonst nicht zurückzuhalten. Es wurde fleißig »geditscht« (wer es nicht kennt: Eierkämpfe ausgetragen), und meine kleinen Schwestern wollten ständig gegen Conte antreten. Essen war allerdings sehr anstrengend für ihn, und so ging er, zur großen Enttäuschung von Agnes und Ida, bald wieder ins Bett. Am Morgen war ich mit den beiden kleine Schwestern in den Garten gegangen, um die Osternester zu plündern, die wir am Tag zuvor gebaut hatten. Agnes fand, dass wir Conte sein Osternest bringen sollten, da er selbst die Kraft nicht hatte, mit hinauszugehen. Meine Schwester besitzt ein ganz feines Gespür für Menschen und Situationen und hatte eine große Zuneigung zu Conte entwickelt. So wurde das taubenetzte Osternest, samt Erde und Eiern, ans Bett geschleppt. Conte nahm das Osternest mit besonderer Freude entgegen.

Meine Eltern bekamen wenig mit von Conte, da er ja kaum das Bett verließ, und er machte sich ständig große Sorgen, was das denn für einen Eindruck hinterlassen würde. Ich versicherte ihm mehrmals, dass er sich darum nun wirklich keinerlei Gedanken zu machen brauchte. Ich fand es erstaunlich und musste darüber auch lachen. Wie war es nur möglich, dass er sich um solche Dinge sorgte. Andererseits waren es einfach ganz normale Gedanken.

Am Sonntag kam unser Pfarrer und brachte Krankenkommunion, da Conte es nicht in die Messe geschafft hatte. Das war sehr eindrucksvoll und schön. Wir sangen deutsche Lieder, Papi übersetzte die Worte des Priesters, und Conte empfing dankbar die heilige Kommunion.

Wenig später ging ich in sein Zimmer. Aufgerichtet saß er auf seinem Bett – ein dickes Kissen im Rücken. Er strahlte mich an und sagte: »Ich habe es geschafft, Isi – ich habe es tatsächlich geschafft.«

Ich verstand nicht gleich und wusste nicht, wovon er redete. Fragend sah ich ihn an.

»Das mit der Versöhnung«, fügte er hinzu.

Er habe den ganzen Samstag daran gearbeitet und es in seinem Herzen getan. Ich freute mich, aber nichts vermochte der Freude gleichzukommen, die ich in seinen Augen erkennen konnte. Er war so gelöst, betonte immer wieder, dass er sich ganz leicht fühlen würde – wie von einer Last befreit. Für ihn war die Symbolik von großer Bedeutung: Am Karfreitag, dem Tag der Kreuzigung, war er beladen mit Leid bei Pastor Ike gewesen. Am Karsamstag verinnerlichte er das Erfahrene; es arbeitete in ihm. Am Ostersonntag, dem Tag der Auferstehung, durfte er die heilige Kommunion empfangen.

Eine runde Sache.

***

Am Montag ging es Conte schon wesentlich besser. Er konnte aufstehen und mit hinausgehen in den Garten. Wir hatten herrliches Wetter und wollten Papis Pferde sehen, sein »Steckenpferd«. Papi überredete mich, ein neues, angeblich sehr zahmes Pferd zu reiten. Dieser Versuch endete leider mit einem ziemlich schmerzhaften Sturz. Stöhnend, mit geprelltem Rücken, legte ich mich neben Conte ins Gras. Na, toll!

Agnes und Ida genossen es sehr, ein bisschen Zeit mit Conte zu verbringen. Er hatte Agnes erzählt, dass er früher immer aus Legosteinen Häuser gebaut habe, um sie zu veranschaulichen. Agnes saugte alles, was er sagte, in sich auf und verkündete bald, sie wolle auch mal Architektin werden, wenn sie groß sei. Wir spielten den ganzen Nachmittag Rommee und aßen uns durch die Ostereier-Kollektion, die auf den Tischen lag.

Leider bekamen wir gegen Nachmittag die Nachricht, dass am Dienstag wieder Therapie sei, und so mussten wir schweren Herzens unsere Siebensachen packen und uns wieder auf den Weg nach Wien machen. Gerne wären wir noch ein paar Tage in Drahenice geblieben.

Da wir erst gegen Abend fuhren, kamen wir sehr spät in Wien an. Wir beschlossen, in meiner Wohnung zu übernachten, da am Dienstag gleich um neun Uhr früh Termin war. Leider schlief Conte sehr schlecht in dieser Nacht, weil meine Matratze für seinen Rücken nicht gut war. Ich schlief in Valeries Bett, die nicht da war. Ich hörte, wie er sich wälzte und des Öfteren aufstand. Ziemlich übermüdet fuhren wir am nächsten Tag nach Gramat-Neusiedel.

9.

Mini-Dickmanns

Tagebuch 13. 4. 2004

Sitze beim Bunker und warte darauf, dass Contes Therapie zu Ende ist. Es war schön mit ihm in Drahenice – auch wenn er sehr erschöpft war und viel geschlafen hat, so hatten wir doch auch herrliche Momente zusammen. Agnes und Ida waren SEHR *enttäuscht, dass wir so zeitig wieder abgefahren sind. Wir haben dann bei mir übernachtet. Leider hat Conte nicht gut geschlafen, weil meine Matratze wohl zu durchgelegen ist. Aber gut – jetzt liegt er in der Kugel, und ich hoffe, er kann ein bisschen Schlaf erhaschen. Ich bin ganz ruhig innerlich, wenn es um ihn geht – beruhigt. Und ich fühle mich gut und warm an, wenn ich an ihn denke. Aufregend, wenn ich ihn küsse … er mag ja schwach sein, aber küssen geht ganz prima.*

Jetzt widme ich mich aber mal Freud.

Oh Mann! Der Witz! Also los.

Danke, Jesus, Amen.

Nach zwei Tagen in Wien fuhr ich schon wieder nach Prag, um dann am Wochenende mit Agnes und Ida nach Paris zu fliegen. Dort wohnt Idas Patentante, und der Besuch stand schon lange aus. Conte war enttäuscht, dass ich fahren musste, aber er sah ein, dass meine kleinen Schwestern noch tiefer enttäuscht gewesen wären, wenn ich die Reise abgesagt hätte. Ich hinterließ ihm eine Packung Mini-Dickmanns, die er besonders gerne mochte, und machte mich auf den Weg.

TAGEBUCH JINONICKA 14. 4. 2004

Morgen geht's nach Paris. Ich freue mich. Conte zurückzulassen war hart, aber OK. Es war so schön mit ihm die letzten beiden Tage – er hatte zwar noch Schmerzen, war aber sehr wach und anwesend und unendlich liebevoll. Heute Mittag bin ich zu ihm, und er war gerade erst aufgewacht und hat mich freudig in die Arme geschlossen. Er ist immer so gut gelaunt, wenn er aufwacht – ganz entzückend. Ganz im Gegensatz zu mir, die ich immer erst mal einen Grant schieben muss oder ein Stück Schokolade brauche. Dann habe ich gekocht. Gestern hat er gekocht. Er war nach seiner Therapie so fit, dass er einen richtigen High-Tea – eine Art Mittag- und Abendessen in einem – vorbereitet hat. Dieser hat ihn dann allerdings auch flachgelegt.

Gestern Abend waren wir mit Niko in »Hidalgo« und danach noch eine Weile in der WG der Jungs. Ich konnte mich gar nicht von ihm trennen. Er hat mir Dinge gesagt, die mein Herz zum Überschlagen gebracht haben. Er ist bis in die letzte Faser meines Herzens gedrungen und dringt immer weiter ein. Danke, Jesus, danke für seinen Lebenswillen und seinen Liebeswillen. Danke, dass er jetzt im Moment mein sein darf – ich Anteil an ihm haben kann!!! Danke, Jesus, dass Du seine Seele heilst und unsere Seelen zusammenführst. Segne uns. Amen.

Lieber Conte,

zum Frühstück gibt es Fasan – mit leichtem Reifenabdruck!

Bin superschnell gefahren und war somit um halb neun schon hier – Jubel auslösend mit Tiger+Füllung, auch bei Agnes, weil PEZ gleich im ACHTERPACK *Nachfüllung liefert. Es wurde natürlich gerecht geteilt – ganz ohne mein Zutun. Der Elchschinken hat sogar halbwegs die Fahrt überlebt, und den gibt es morgen früh …*

Und weil die Kleinen schon so aufgeregt sind (frage mich leise, ob es eine gute Idee wäre, ihnen morgen früh Valium ins Frühstück zu mischen), freue ich mich jetzt auch schon richtig auf Paris. Nicht, dass ich mich nicht gefreut hätte, aber da musste ich so einen unglaublichen Typ in Wien zurücklassen, was mir die Abreise irgendwie sehr schwer gemacht hat …

Tja – und jetzt habe ich gerade gemütlich mit Mami ein Bier getrunken – alles Nötige und Unnötige, Nette und Unnette, Tiefe und Seichte besprochen und werde jetzt gleich wie ein Stein ins Bett fallen …

Zu dumm, dass ich nicht doch Dein Angebot angenommen habe, die Kamera mitzunehmen – vielleicht kann ich hier noch eine auftreiben!

Ich küsse Dich, mein Conte, und denk immer daran, die Würde der Mini-Dickmann-Liga zu wahren.

Isi
(Präsidentin der Mini-Dickmann-Liga
und Goldmedaillenträgerin in der Disziplin
des Dickmann-Aussaugsports)

E-MAIL 15. 4. 2004

Liebe Isi!

Ich muss protestieren! Goldmedaillen im Aussaugen werden nur vom Komitee in Wien vergeben!

Obwohl Du schon sehr perfekt bist und der Anteil hinterlassener weißer Cremefüllung bei Deiner Ausführung wirklich fast gegen null tendiert, bin ich nicht sicher, ob solche Perfektion reicht, die Medaille dieses Jahr wirklich an Dich gehen zu lassen. Bis Sonntag hab ich jetzt einen ausgesaugten Dickmann als Souvenir hier rumstehen! Ich denke, ich stelle ihn auf den Fernseher, dann sehe ich ihn immer, wenn ich reinkomme.

Schöne Tage in Paris, ich seh Euch schon lustig dort rumlaufen, und guten Rückflug,

Dein Conte

Paris habe ich sehr genossen, und sogar meine Gedanken waren nicht permanent in Österreich. An einem Abend traf ich Theresa und machte die wunderbare Entdeckung, dass man sich mit meiner zukünftigen Schwägerin ganz fabelhaft unterhalten kann. Mit den kleinen Schwestern machte ich mich daran, Paris zu entdecken. Agnes und Ida liebten alles, was wir machten, und auch die Tante hatte sichtlichen Spaß an unserem Besuch. Aber Wien rief laut nach mir, und kaum zu Hause angekommen, musste ich mich in mein Auto setzen und zurückfahren.

***

Die folgenden Wochen waren durchwebt von einer gewissen Leichtigkeit des Seins. Für seinen Zustand war

Conte recht fit, und wir konnten viele Dinge unternehmen. An einem Wochenende kam seine Cousine, die kleine Maria, zu Besuch. Conte, der sich über die seltenen Besuche aus seiner Familie immer besonders freute, lief zu Höchstform auf. Maria, mit einer ansteckenden Fröhlichkeit ausgestattet, motivierte ihren Cousin zu allerlei Unternehmungen. Sie hatte ein ansteckendes Lachen, wobei ihr ganzes rundes Gesicht zu strahlen schien. Ich mochte sie vom ersten Augenblick an. Conte fuhr mit ihr ins Fashion-Outlet, und sie tingelten für Stunden dort herum, probierten allerlei Kleidung an und kauften sich arm.

Ich hatte an dem Wochenende ein Blockseminar und konnte deshalb leider nicht an allem teilhaben. Es wurde mir aber in den schillerndsten Farben Bericht erstattet. Gemeinsam gingen wir dann noch ins Palmenhaus – ein zentral gelegenes Wiener Kaffeehaus, das sich mit Palmen schmückt –, tranken heiße Schokolade und genossen die entspannte Atmosphäre. Das Palmenhaus liegt im Burggarten und ist gerade im Sommer einer der einladensten Orte der Innenstadt. Conte hatte, wie immer, seine Digitalkamera dabei und machte sich ein endloses Späßchen daraus, seine Cousine und mich darin festzuhalten. Maria nächtigte bei ihrer Patentante, die in einem der äußeren Bezirke wohnte, und dorthin brachten wir sie am Samstagabend zurück. Das Haus der Tante lag etwas im Grünen, und wir konnten auf der Dachterrasse sitzen, einen weißen Spritzer trinken und die Modenshow genießen, die Maria veranstaltete. Maria führte uns ausgelassen jedes Detail ihrer Einkäufe vor. Das war wirklich amüsant.

Es war auch spannend für mich, da ich mit Maria zum ersten Mal jemanden aus Contes Familie kennenlernte.

Ich war begeistert, Maria hatte etwas Mitreißendes und Aufmunterndes – sehr erfrischend. Conte genoss ihren Aufenthalt ungemein, aber nachdem sie wieder abgefahren war, gestand er mir, dass es doch auch anstrengend gewesen sei. Er hatte viele Dinge unternommen, die er kräftemäßig eigentlich nicht hätte machen sollen. Unvernünftig. Ich fand das nicht so wichtig – es waren sehr lustige Tage gewesen mit der kleinen Maria. Und sich ausruhen und im Bett liegen konnte er ja immer.

10.

Das Zeitfenster am Wörthersee

Tagebuch 7. 5. 2004

Heute bin ich etwas unruhig ... weiß auch nicht, warum. Ich hoffe (und bitte Dich), dass angenehmes Wetter bleibt und es am Wörthersee schön wird. Dass Conte mitkommen kann – was heißt hier mitkommen ... wenn er nicht fahren kann, dann bleibe ich auch hier. Gestern war so eigenartig. Es lag total an mir, und das habe ich auch deutlich gespürt – unruhig und auch irgendwie frustrierend, weil er so schwach war. So leidend. Diese Schmerzen sind so verdammt anstrengend für ihn. Wir wollten noch eine kurze Hose kaufen gehen. Das ging dann nicht. Vielleicht wäre es gegangen, wenn ich ihn angetrieben hätte. Aber ich war selbst irgendwie völlig antriebslos. Das war nicht gut, aber ich war müde. Na ja – es können nicht alle Tage zu den besten gehören. Heute wird es besser – mit Dir, Jesus.

Vom siebten bis neunten Mai fuhren wir an den Wörthersee! Drei Tage raus aus Wien! Drei Tage frische Seeluft! Drei Tage aus der Wirklichkeit aussteigen! Ein Zeitfenster. Es war Julies Idee gewesen, da der Familie ihres Freundes Philipp ein Haus dort gehört. Dieser Plan war über Wochen in unseren Köpfen herumgespukt, und schließlich war es mal wieder völlig abhängig von Contes Zustand gewesen, ob wir fahren konnten oder nicht. Wir fällten die Entscheidung erst Freitagmorgen, spontan. Als ich Conte von Julies Idee erzählt hatte, meinte er nur mit einem schiefen Grinsen, das würde dann ja wohl ein *Pärchenwochenende* werden. Pärchenwochenende! Was für ein spießiges Wort. Von dieser Seite hatte ich es gar nicht betrachtet. Er beeilte sich hinzuzufügen, dass er gerne ein »Pärchenwochenende« mit mir machen würde ... ich musste ihn daraufhin ziemlich mit dem Ausdruck aufziehen, aber insgeheim hatte ich natürlich nichts gegen den Gedanken einzuwenden.

Wir packten nur das Nötigste und fuhren in Contes Auto zum Wörthersee. Schon die Hinfahrt war mühevoll, weil es in Strömen regnete und Contes Scheibenwischer derart laut quietschten, dass man kein Wort von dem verstehen konnte, was der andere sagte. Schrapp, schrapp. Ein nervenaufreibendes Geräusch. Conte lag quer auf dem Rücksitz und war eher grantig, weil er keine bequeme Lage finden konnte und Schmerzen hatte. Zu allem Überfluss hatte er seine Schmerzmittel nicht eingepackt. Das war nun wirklich bescheuert. Zurückfahren, um sie zu besorgen, kam für ihn aber nicht in Frage, stur wie er war. Dann musste er da wohl durch. Auf halber Strecke zwangen Julie und ich ihn dann, neue Scheibenwischer zu kaufen. Grantig ließ er seiner schlechten Laune freien Lauf. Er misstraute den neuen Dingern und fand sie völlig überteuert. Schimpfend kaufte er sie schließlich doch, und frisch montiert fegten sie so leise den Regen beiseite, dass er zugeben musste, eine gute Investition getätigt zu haben ... Der Grant verpuffte, und zusätzlich hatte er seine Gedanken auf ein anderes Ziel als seine Schmerzen gerichtet.

Am Wörthersee angekommen, erwartete uns schon ein freundlich hell erleuchtetes Haus. Philipp war rechtzeitig vor uns eingetroffen. Er hatte ebenfalls eine lange Anfahrt hinter sich. Julie und Philipp sind seit einigen Jahren ein Paar. Ein schönes Paar. Beide sind groß und sehen wirklich gut aus. Philipp hat einen leichten Silberblick, weshalb seine Augen immer sehr durchdringend wirken. Er empfing uns herzlich und half dabei, unser Gepäck ins Haus zu schleppen.

Leider war es das ganze Wochenende über ziemlich kalt und verregnet, so dass wir einen Großteil der Zeit damit verbrachten, den Kachelofen in Gang zu halten. Pyromane, der ich bin, fand ich das halb so schlimm. Philipp hatte rührenderweise unsere Zimmer schon mit kleinen Öfchen ausgestattet, so dass diese mollig warm waren. Es gab ein Zimmer im Erdgeschoss, in das Conte einzog. Er hatte sein eigenes grünes Öfchen dabei, ich die kleinen Einzelteile dafür in meiner Hosentasche. Wir hatten ein paar Wochen davor versucht, das Öfchen zu reparieren und es zu dem Zweck fast völlig auseinandergenommen. Conte hatte zwar nicht viel Vertrauen in meine technische Begabung, und das auch nicht ganz zu Unrecht, aber da er zu schwach gewesen war, blieben nur meine Hände übrig zum Basteln. Ich baute das Öfchen, mit seinen unterstützenden Anweisungen, etwas »fantasievoll« wieder zusammen, aber es funktionierte, worauf ich dann doch eher stolz war.

Dummerweise wurde ihm die erste Nacht am Wörtersee zur Qual, da die Matratze in dem Zimmer alt und durchgelegen war. Am Abend versuchte ich ihn noch zu überreden, doch eines der Betten im ersten Stock zu versuchen, aber stur war er der Meinung, im ganzen Haus gäbe es die gleichen Matratzen, und blieb liegen. Wie er auf diese Idee kam, weiß ich nicht, aber er war nicht zu überzeugen. So schlief er dementsprechend schlecht und war am nächsten Morgen übel gelaunt. Er schimpfte und grummelte vor sich hin wie ein alter Bär.

Julie schien seine schlechte Laune geradezu zu erfreuen. Sie richtete sich ja auch nicht gegen uns. Laut lachend verzogen wir uns in die Küche, und sie gestand mir außer Hörweite der Männer, es wäre doch schön, Conte auch mal von dieser Seite kennenzulernen. Sie habe ihn bisher immer nur höflich und zuvorkommend erlebt. Ein wahrer Gentleman. Eigentlich zu perfekt. Nach einer qualvollen Nacht ist wohl auch der höflichste Mensch mal raunzig. Immerhin ließ Mr. Grantig sich dann doch von mir überreden, die anderen Betten zu testen. Schon der erste Test brachte ungemeine Erleichterung. Ein Vormittagsschlaf hob die Stimmung beträchtlich.

Wir unternahmen wenig mehr, als viel und gut zu essen, kleine Spaziergänge zu machen und Philipp dabei zu beobachten, wie er sein neues Boot einweihte. Philipp hat eine offensichtliche Passion fürs Segeln und trotz miesen Wetters wurde das neue Boot getestet und für gut empfunden. Dafür musste es erst mal ausgepackt und mit einem kleinen Kran ins Wasser gehoben werden. Das war eine spannende Sache für Conte und mich. Da wir von Booten keine Ahnung hatten, war für uns alles neu und spaßig. Philipp versprühte Begeisterung und war gerne bereit, uns alles zu zeigen und ausführlich zu erklären. Julie, die dem Segeln mit nicht allzu großem Enthusiasmus gegenübersteht, hatte die Küche zu ihrem Refugium erklärt und kochte wunderbare Gerichte. Sie produzierte sogar einen Apfelkuchen auf Fruchtzuckerbasis. Conte war begeistert von Kuchen und Köchin.

Da es recht kalt war, verbrachten wir viel Zeit mit Gesprächen im Esszimmer, wo der Kachelofen uns wärmte. Zwischendurch ging es um ganz banale Dinge. Julie meinte jedoch, dass Contes Beisein den Gesprächen eine Tiefe gab, die so oft fehle, wenn man zusammensitzt. Bis zuletzt war es Julie eigentlich lieber, wenn Conte von sich erzählte, als wenn sie ihm was erzählen sollte. So oft hat er sie nach Philipp, nach der Uni, nach Schwierigkeiten etc. gefragt, aber irgendwie hatte Julie immer das Gefühl, all ihre Dinge seien lächerlich im Vergleich zu seinem Schicksal. Oft hatte sie ein schlechtes Gefühl, ihm von sich zu erzählen. Eigenartig, aber es ging wohl vielen Menschen so. Als ob das eigene Leben neben Contes Schicksal verblassen würde! Aber Conte ließ nicht locker, fragte weiter, und das war wohl auch gut so. Das Interesse an seinen Mitmenschen war es, was Conte so anziehend machte. Er wünschte sich Freunde, Freunde und keine Zuhörer. Das sagte er Julie auch klar und deutlich. Ihr Gefühl aber blieb, wie sie mir später erzählte.

Am Sonntag lugte die Sonne ein bisschen hinter den Wolken hervor. Sofort wurde es wärmer, und wir konnten uns zu viert in die Sonne legen. Das Haus lag direkt am Wasser. Ein Holzsteg ragte, umgeben von Schilf, ein Stück weit in den See hinaus. Angebunden an den Steg schwamm ein kleines Ruderboot. Faul, alle viere von uns streckend, genossen wir die Sonnenstrahlen. Wir ließen die Gedanken schweifen. Ich betrachtete die dahinziehenden weißen Wölkchen und war froh, dass Conte Philipp sympathisch fand und umgekehrt. Es war Conte eigenartigerweise immer sehr wichtig, was die Leute von ihm dachten, und ich glaube, er war sich seiner einnehmenden Art nicht bewusst. Er machte sich viele Gedanken. Philipp erzählte von seinem Job. Er hatte vor kurzem begonnen, als Unternehmensberater zu arbeiten. Eine sehr intensive Angelegenheit! Gut für die Karriere. Die Gespräche mit Philipp machten Conte den Umstand, dass er wegen seiner Erkrankung noch nicht hatte arbeiten können, noch stärker bewusst. Ich glaube, solche Momente waren nicht leicht für ihn, weil er sich als Mann in Frage stellte. Krank oder nicht krank. Er wollte etwas schaffen im Leben. Diese erzwungene Untätigkeit war bestimmt eine zusätzliche Last. Dass ich ihn als Mann nie in Frage gestellt habe, konnte das nur wenig lindern.

Diese zwei Tage am Wörthersee hatten, zumindest nach der ersten Nacht, etwas wunderbar Unbeschwertes und Normales. Conte hatte ja seine Schmerzmittel vergessen, dennoch hielten sich die Schmerzen in Grenzen, und er genoss es ungemein. Für ihn war schon der Umstand, aus Wien einmal herauszukommen, beglückend. Die Zimmerdecke in der Karlsgasse kannte er ja zur Genüge. Auch wenn er am Wörthersee viel Zeit im Bett verbrachte, so konnte er doch aus dem Fenster blicken und ein neues Lüftchen wehte ihm um die Nase.

Am Sonntag schlossen wir den Tag mit einem herrlichen Spargelessen von Julie ab und machten uns gegen Abend auf den Rückweg. Leider setzten Contes Schmerzen pünktlich zur Fahrt wieder mit voller Kraft ein, und so bekamen tankende Autofahrer folgendes Bild zu sehen: Conte stieg leicht schwankend aus dem Auto aus, ich lief drum herum, um seine Matte aus dem Kofferraum zu holen, und er legte sich stöhnend auf ein Stückchen Grün. Zugedeckt mit meiner Jacke lag er dann da, bis seine Schmerzen nachließen – Julie und ich kauften in der Tankstelle ein. Ich musste ihn in solchen Momenten immer maßlos bewundern, weil er es trotz seines Zustandes noch schaffte, Julie und mich zum Lachen zu bringen. Sein Humor war nicht unterzukriegen. Für seinen schmerzenden Rücken war es Erleichterung, wieder auf der gewohnten Matratze liegen zu dürfen. Das Wochenende war für meinen Geschmack viel zu schnell vergangen. Die Zeit, die ich mit Conte verbracht habe, ist immer verflogen, und er hat ziemlich schmunzeln müssen, als ich ihm folgenden Gedankenerguss über die Zeit zu lesen gab:

Wie kann es sein, dass Zeit nicht immer gleich Zeit ist? Was ist es, das die Zeit manchmal rennen und manchmal quasi stillstehen lässt – zäh und langsam bewegt sich der Sekundenzeiger, und der Minutenzeiger wird sich noch in hundert Jahren nicht weiterbewegt haben.

Ist es das Warten?

Ich warte.

Ich will, dass die Zeit vergeht, und obwohl ich lese und mich mit griechischen Göttern auseinandersetze, läuft die Zeit wie in … ja, wie in Zeitlupe.

Bin ich dann mit Conte zusammen, wird sie die Beine in die Hand nehmen und so schnell vergehen, dass ich gar nicht wissen werde, wo sie geblieben ist. Wie kommt es, dass Zeit einem just in den Momenten nur so durch die Finger flutscht, in denen man nichts lieber möchte, als sie anhalten, einfrieren, festbinden?

Warum ist Zeit nicht immer gleich Zeit – oder geht es um das unterschiedliche Bewusstsein von Zeit? Dauert sie länger, wenn man sich ihrer bewusst ist? Und rennt sie los, wenn man sie aus den Augen verliert? Fließt sie ruhig und unbemerkt davon, wenn man zu abgelenkt ist, um sich ihrer bewusst zu sein? Es ist wirklich rätselhaft. Wie wäre es, wenn ich aus der Zeit aussteigen könnte? Mich neben mich selbst stellend, einen Schalter in der Hand, und sie ganz nach Belieben beschleunigen oder verlangsamen könnte? Welche Momente – Zeitspannen – würde ich in Zeitlupe ablaufen lassen? Welche vorspulen? Das Warten würde ich wahrscheinlich vorspulen. Die quälende Zeit vor Prüfungen, aufregenden Begegnungen, im Wartezimmer vom Arzt – diese würde ich ganz schnell machen. Und die emotionsgeladenen, schönen Momente würde ich in die Länge ziehen – mir selbst quasi Zeit gebend für das, was wichtig ist. Wichtig scheint?

Vielleicht sind es ja auch gerade die Wartezeiten im Leben, die mich zu dem machen, was ich bin. Verschiedene Menschen warten auch verschieden. Manche wissen jede Minute des Wartens mit etwas aufzufüllen. Ich bin kein guter Warter – mag es nicht, wenn Dinge bevorstehen, die ich herbeisehne, und ein vermaledeiter Sekundenzeiger hämisch schleichend seine Runden dreht. Ich bin auch nicht geübt darin, Phasen des Wartens und Erwartens mit sinnvollen Dingen zu füllen – fix konzentriert auf das, was kommt. Im Warten liegt auch keine Ruhe – nichts Beruhigendes. Warten hat immer etwas mit Ungeduld zu tun – ob freudig, aufgeregt oder beängstigend –, wartet man, dann steckt man unter einer unerklärlichen Anspannung – einem Zug – einem Drang zu dem Erwarteten hin.

Ganz anders als das Ruhefinden im Alleinsein – wenn man eben auf nichts und niemanden wartet und sich ganz ruhig und zufrieden mit Dingen beschäftigen kann. Dann schleicht die Zeit nicht und rennt auch nicht davon. Sie bewegt sich genauso schnell, wie sie soll, und der Tag ist mit exakt der Zeit gefüllt, die man braucht, um einen erfüllten Tag zu haben. Leider gibt es solche Tage selten – vor allem nicht, wenn man gefühlsmäßig ins kalte Wasser springt – nicht wissend, was einen erwartet. Da ist Zeit plötzlich essenziell. Wenn man einen Menschen trifft, mit dem man am liebsten plötzlich alle Zeit der Welt verbringen möchte – schlimmer noch, wenn man weiß, dass es ihm genauso geht. Wenn man die Zeit, die man mit ihm verbringt, so genießt, dass man sich danach ganz leer fühlt und eigentlich schon vom Moment der Trennung an den Augenblick herbeisehnt, in welchem man ihn wieder trifft. Da wird Zeit zum Hohn, zur Folter und zum alles beherrschenden Faktum. Auch kann man ihr nicht entfliehen – wie sonst immer – indem man schläft. Nein – denn dieser Zustand des Schwebens, der Unwissenheit, der Aufregung raubt einem den Schlaf und schenkt (drängt vielmehr auf!) viel mehr Zeit, als man möchte. Zeit, in der die Gedanken sich in einer endlosen Schleife immer mit denselben Fragen beschäftigen – ohne jedoch zu etwas zu führen, kann man sich doch nur entwickeln, verändern in der Interaktion mit dem anderen. Man ist dem Zahnrad der Zeit ausgeliefert, und sie bringt einen auf Gedanken, die oft lieber ungedacht bleiben sollten – man verzettelt sich in dieser überflüssigen Zeit so mit sich selbst, dass man ganz kirre wird.

Puh!

Schluss jetzt!

11.

Das Fest des Vergessens

Weil uns der Wörthersee so gut gefallen hatte, fuhren wir in dieser Zeit auch zweimal an den Neusiedler See. Man fährt etwa eine dreiviertel Stunde von Wien und kann dort wunderbar am Seeufer in der Sonne liegen und auch mal schwimmen gehen. Der See ist allerdings so seicht, dass man beinahe ganz hindurchwaten kann, ohne auch nur bis zum Bauchnabel nass zu werden. Für Conte war das ideal, weil ihm die Kraft zu wirklichem Schwimmen nicht ausreichte, und bei unserem zweiten Besuch, an einem ziemlich heißen Tag, konnte er sich das Plantschen nicht verkneifen. Im Wasser war es sehr schwer für ihn, die Balance zu halten – und er musste seine Schuhe anlassen, da seine tauben Füße so kitzelig waren, dass er die Steine nicht ertragen konnte.

Seine Füße und Hände waren taub geworden, als er eine neuartige Chemotherapie in Wien angefangen hatte. Das war noch vor der Therapie von Ali Schay gewesen, und aufgrund der auftretenden Taubheit musste sie eingestellt werden. Das Risiko war zu groß geworden. Der Arzt hatte befürchtet, dass sich die Taubheit im ganzen Körper ausbreiten werde. Durch ein Wunder kam das Gefühl in seinen Händen völlig zurück, seine Füße allerdings blieben taub.

»Das ist ein ganz eigenartiges Gefühl – so, als seien meine Füße permanent eingeschlafen«, erklärte er mir das Gefühl. Es war also ein wackeliger Akt, ins Wasser zu kommen, aber Arm in Arm schafften wir es ganz gut. Ich schwamm nicht, hatte das Handtuch um meine Schultern geschlagen und musste sehr lachen, als Conte auf allen vieren durchs Wasser robbte. Er berichtete, dass sein vom Wasser geschwollener Bauch fast am Boden schleifen würde, und dabei ertrank er beinahe vor Lachen, weil er es selber so komisch fand.

So witzig dieser Tag am Neusiedler See auch war, so war er doch auch einer der schwierigsten Tage, die wir zusammen hatten. Ich fühlte mich nicht ganz wohl in meiner Haut. Unfähig, das zu kommunizieren, verhielt ich mich abweisend und in mich gekehrt. Wir waren an den See gefahren, beladen mit Matratze, Kissen und Trinkflaschen, aber wir redeten nur ganz wenig. Hauptsächlich, weil ich in mich hineindachte und einfach nicht mitteilen konnte, was in mir vorging. Richtiggehend barsch war ich – gar nicht mein übliches fröhliches Selbst. Es war einer der Tage, an welchen ich brutal erkennen musste, dass mein Conte krank war und hilfsbedürftig und unsere Beziehung eben nicht eine ganz normale war. Vielleicht zeigte mir dieser – ganz normale – Ausflug an den See das noch deutlicher. Conte machte die rührendsten Versuche, mich aus meinem Loch zu locken, und mein Schweigen beschäftigte ihn wohl mehr, als er sich anmerken ließ. Es ist schwer zu erklären, was in mir vorging. Ich habe unsere Beziehung oder was ich für ihn empfinde nie in Frage gestellt, aber an diesem Tag schien ein düsterer Schatten über uns zu hängen, und ich hatte nicht die Kraft, ihn abzuschütteln – wie ein böses kleines Greiftierchen, das sich an meine Seele geheftet hatte. Ein Stück Mutlosigkeit machte sich in mir breit. So endete unser Ausflug damit, dass wir noch zu mir fuhren, Conte aber relativ schnell nach Hause musste; weil er starke Schmerzen bekam und kein Schmerzmittel dabei, hatte. Er bestand darauf, alleine zu fahren – obwohl er es kaum ertragen konnte vor Schmerzen. Ich hatte ein schlechtes Gewissen, ihn so ziehen zu lassen. Gleichzeitig war ich so grummelig und in mir gefangen, dass ich keinen Versuch machte, ihn aufzuhalten. Ich blieb in meiner düsteren Stimmung zurück und hatte entsprechende Alpträume in der Nacht.

E-Mail 21. 5. 2004

Mein liebster Conte,

was für ein doofes Ende für einen sehr schönen Abend! Mir war zum Heulen zumute, und gleichzeitig war ich unter einer gedämpften Decke und irgendwie zu müde und … Und dann bin ich ins Bett – bin sofort eingeschlafen, und dann haben mich ganz miese, bescheuerte Alpträume geplagt, so dass ich heute Morgen ganz verquollen aufgewacht bin … kein Wunder, weil Du ja nicht mehr da warst … diese gemeinen Schmerzen … scheiß Matratze!!! Und überhaupt – kannst Dich ruhig als Held fühlen, weil Du mein Held bist!! In jeder Hinsicht! In meinen Träumen allerdings war es ganz schrecklich und wie Messerstiche in mein Herz, weil immer, wenn ich Dich angefasst habe, Du Dich vor Schmerzen gekrümmt hast … und ich bin weggegangen und habe geschrien … laut und wütend und hilflos.

Davor lag ich in der Badewanne (im Traum) und war so müde und habe nur gedacht – herrlich, jetzt wickle ich mich in meinen Bademantel und kuschle mich zum Conte und schlaf und schlaf und schlaf –

ganz nah bei ihm … und dann habe ich Dich gesucht, und überall in diesem komischen Haus hingen Witzbilder von Dir (so eins, wo du auf Deiner Brille zwei Gummi-Augen drauf hast und grinst), und ich konnte Dich nicht finden, und dann warst Du da in einem Zimmer, und ich bin rein und hab Dich geküsst, und dann war da aber eine andere Frau, und Du hast mit ihr rumgemacht (wie komme ich zu so eifersüchtigen Träumen??) – dann bin ich gegangen … sehr verstörend fand ich das alles … vor allem die enorme Intensität meiner unterschiedlichen Gefühle … das Schlimmste war dann noch, dass Du hinter mir her bist und erklärt hast, warum Du das jetzt brauchst, und dass das doch nichts mit mir zu tun hätte, und ich habe mir nur die Ohren zugehalten und geschrien und geheult.

Absurd, oder???!!!

Ich habe eine ziemlich detaillierte Erinnerung an den Traum. Ich weiß sogar noch, wie das Gesicht von der Frau aussah und dass neben der Badewanne ein oranges Handtuch hing, und ich wusste, dass ich das nicht nehmen durfte … Oder diese Bilder von Dir … manche wirklich witzig, andere grässlich … und immer dieses Gefühl, Dich zu suchen, aber Dich nicht finden zu können …

Ich war echt FROH, als ich aufgewacht bin!!!!

So – und jetzt geh ich gleich schwimmen, und dann komm ich zu Dir, und deswegen küsse ich Dich und schüttle alle Träume von mir und vergesse sie wieder!
dddkkk Isi

E-MAIL 21. 5. 2004

Ich bin's noch mal –

und hier ist die E-Mail-Adresse die Du wolltest: …

Ich fand es eigentlich echt schön gestern am See, aber ich war etwas verhangen und unruhig … vielleicht wegen des Wochenendes … auf jeden Fall bin ich heute Morgen frisch und munter aufgewacht!!! Manchmal habe ich so Tage … und dann fühle ich mich auch von der ganzen Welt ungerecht behandelt … vielleicht habe ich deswegen gesagt, dass Du gemein zu mir bist … da hilft nur in den Arm nehmen …

Jetzt komm ich gleich, dicken Kuss!

Mit Liebe, die Isi

E-MAIL 23. 5. 2004

Liebe Isi,

ich hab am See jedenfalls gemerkt, dass irgendetwas nicht in Ordnung ist. Und das hat mich sehr beschäftigt, bis ins Wochenende rein. Bei solchen Sachen bekomme ich richtig Angst, und ich denke sehr viel darüber nach. Das ist der Grund, warum ich am Freitag nur nachdenklich und abweisend war und mich damit nur noch mehr zurückzog.

Freut mich, dass Euer Wochenende so gut geklappt hat und Ihr alle zufrieden seid!

Ich freu mich, wenn ich heute Abend kurz vorbeikommen kann,

lg Conte

Als Conte dann vorbeikam, war ich so heiter und froh, und irgendwie konnten wir offen über alles sprechen. Der düstere Schatten war verflogen und hatte nicht mal einen Nachhall hinterlassen. Wie immer musste ich dann noch einige Dinge in Schriftform verpacken und hinterherschicken – selbst beim offensten Gespräch kommt eben nicht alles raus – oft kamen mir Gedanken auch erst im Nachhinein.

Tagebuch 23. 5. 2004

Wann bin ich eigentlich mit ihm zusammengekommen? Genau kann ich es nicht sagen – als wir uns das erste Mal geküsst haben? Wann war denn das noch mal – waren wir davor nicht zusammen? Auf jeden Fall geht diese Beziehung schon länger als je eine, die ich geführt habe … nicht dass das viele gewesen wären …

Heute fühle ich mich sehr im Abstand zu den Dingen – zu Conte und zu mir selbst. Vorgestern war sehr intensiv – mit den Schmerzen, dem Fortgehen, den Alpträumen. Ich denke ja immer noch, dass er plötzlich sagen könnte: »Hey – es war ja nett, aber …«

Ist das nicht absurd???!!! Immer bereit zu fliehen – als Erste auf eventuelle Anzeichen zu reagieren. Mag sein, dass es nur an meiner momentanen Hormonlage liegt – sehr nüchtern, sehr kühl. Dabei hätte ich ihn vor ein paar Stunden noch verschlingen können …

Heute Nacht konnte ich nicht bei ihm bleiben – ich weiß auch nicht recht, warum. Ich musste raus und weg, und es ist gut, dass ich gegangen bin. Nicht wahr, Jesus? Ich merke auch, dass ich manchmal mehr will – ist das nicht völlig natürlich? Manchmal will ich der Erregung, die mich erfasst, einfach freien Lauf lassen. Aber das ist nun mal nicht möglich. Ich traue mich auch kaum darüber nachzudenken, was er gesagt hat. Oh Jesus, lass nicht zu, dass wir keine Kinder bekommen werden können.

Wir.

Ist das nicht schön?

Er und ich – wir sind ein Wir.

Ich lechze schon dem Moment entgegen, wo der Krebs geschlagen ist und seine Kräfte zurückkehren. Lass mich nicht zu lange warten, Jesus. Lass nicht zu, dass mit dem unterdrückten Begehren etwas stirbt. Schenk mir Geduld und Liebe und Vorsicht!!! Gib mir alles, was ich brauche, Jesus, damit ich mich zurücknehmen kann – ganz für ihn da sein kann. Schenk mir diese Gnade! Nimm mir die Ungeduld und das Drängen nach mehr – und schenk es mir im entscheidenden Augenblick zurück.

Lourdes wird gut sein – Abstand bringen zu der Nähe. Ich will eigentlich gar keinen Abstand zu ihm, aber zu viel Nähe in dieser Lage frisst mich auf und macht mich gefangen in mir selbst. Ganz abgesehen von ihm!!!

Diesen Tag Herr, leg ich zurück in Deine Hände. Amen.

E-Mail 24. 5. 2004

Guten Morgen, mein Liebster,

hoffe, Du hattest eine wunderbare Nacht und es hat irgendwann zack gemacht, und alle Schmerzen waren weg!! Ich habe auf jeden Fall herrlich geschlafen – ganz ohne wilde Träume (oder zumindest ohne mich an sie zu erinnern …). Ich genieße es immer sehr, wenn Du hier bist – es macht mich irgendwie vollständiger!

Heute Morgen – noch wohlig unter meiner Decke dösend – sind mir noch mal lauter Gedanken durch den Kopf gesaust, vor allem, weil Du gesagt hast – in Bezug aufs Schweigen – ich hätte ja auch was sagen können …

Da hast du vollkommen recht, und ich wünschte, ich könnte in manchen Situationen den Mund aufmachen und einfach alles rauslassen … allerdings habe ich einen ziemlich starken inneren Schweinehund, und der kann ganz schön lästig sein … da sitzt man dann da und hofft und hofft, dass der andere zu sprechen anfängt. Leider kann ich auch ziemlich in mich reinfressen … obwohl ich sehr daran arbeite, das nicht zu tun. Bei Dir fällt es mir jedoch erstaunlich leicht, die Dinge rauszulassen … weil ich sie auch rauslassen WILL! Und siehe da – trotzdem kann es so einen Tag geben wie am Neusiedler See.

Witzig, weil ich mir heute gar nicht vorstellen kann, dass es jemals wieder zu so einem Tag kommen könnte – aber Hormone (und darauf führe ich das meist zurück, weil ich es mir sonst nicht recht erklären kann) sind unberechenbar … Wie es scheint, stehst Du mir darin in nichts nach – na toll, da kann ja noch was auf uns zukommen … hehe … wir werden das Sprechen wohl lernen müssen.

Wenn Du so um zwei zu Mr. Lee, einem chinesischen Restaurant, gehst, dann gib Bescheid, weil ich zwischen zwei und drei nichts zu tun habe und die Zeit zu gern mit Dir überbrücken würde.

Ich liebe Dich, mein Conte,
Isi

12.

Die Sprache der Blumen

Vielleicht eine Woche zuvor war die Sache mit dem Blumenstrauß passiert. Ich war auf dem Weg zur Uni mal wieder zu Conte abgebogen und fand leider niemanden in der Karlsgasse vor. Ein bisschen enttäuscht wartete ich noch eine Weile vor der großen braunen Holztüre. Zu meinem Glück kam Angela ein paar Minuten später vom Spazierengehen zurück. Ihre kleine Tochter saß fröhlich lachend im Kinderwagen und genoss es sichtlich, mit ihrer Mutter einen Ausflug gemacht zu haben. Angela wusste, dass Conte gleich wiederkommen wollte, und so wartete ich. Dabei alberte ich ein bisschen mit der Kleinen und unterhielt mich mit Angela. Als Conte wenige Minuten später tatsächlich kam, war er sichtlich überrascht, mich zu sehen.

Ich blieb ziemlich lange bei ihm, bemerkte aber, dass irgendetwas anders war als sonst. Es war, als wolle er etwas loswerden. Er druckste herum, meinte, er würde mir gerne etwas sagen, aber das ginge jetzt eben nicht. Was sollte das denn nun? Es hatte doch bisher keinen Grund zur Geheimniskrämerei gegeben. Ich bohrte und versuchte lachend ihn zu zwingen, es mir zu sagen. Aber er hielt dicht. Kein Wort kam über seine Lippen. Er wollte mir nicht mal erzählen, wo er gewesen war. Das machte mich stutzig. Er war ungewöhnlich unruhig. Immer wieder sah er auf die Uhr. Ich hatte das deutliche Gefühl, dass er mich loswerden wollte.

So erstaunlich ich das fand, hielt er es für eine gute Idee, als ich später meinte, ich müsse jetzt nach Hause gehen. Was sollte ich nun davon schon wieder halten? Ich hatte eigentlich keinen Grund, mir Sorgen zu machen. Aber meine Gedanken kamen nicht davon los. War was geschehen? War er beim Arzt gewesen? Hatte eine schlechte Nachricht bekommen? Bestimmt nicht. Es gab keinen Grund, weshalb er mir das hätte vorenthalten sollen. Warum deutete er etwas an, ohne es dann zu erzählen? Ich hatte keine Ahnung.

Ich grübelte auf dem Weg zu meiner Wohnung, konnte mir aber keinen Reim auf sein Verhalten machen. Zu Hause angekommen, warf ich mich, immer noch in Gedanken, aufs Bett. Als ich mich umdrehte, stand plötzlich, wie aus dem Nichts, ein wahrhaft prachtvoller Blumenstrauß auf meinem Nachttisch. Ich traute meinen Augen nicht. Er war so plaziert, dass ich ihn nur sehen konnte, wenn ich auf dem Bett lag. Ich war sprachlos. In dem Strauß steckte ein Brief von Conte an mich. Eine Liebeserklärung in wenigen wunderbaren Worten. Ich musste weinen.

Ich konnte nicht an mich halten, musste ihn sofort anrufen. Beim ersten Klingelton nahm er den Hörer ab. Er hatte neben dem Telefon gewartet, aufgeregt, wie ich reagieren würde. Das Schönste war, wie stolz er klang, weil seine Überraschung so wunderbar funktioniert hatte, und vor allem, weil er an sich gehalten und nichts verraten hatte. Er erzählte, dass er extra Valerie angerufen habe, um zu erfahren, wann ich garantiert nicht zu Hause, sondern an der Uni sei. »Ich will, dass es eine echte Überraschung für sie wird.«

Valerie, die selbst weg musste, hinterlegte daraufhin den Hausschlüssel bei Frau Weber, unserer rührenden

Nachbarin. Frau Weber holt in den Ferien unsere Post rein und hat eben manchmal den Schlüssel bei sich, um Gäste in unsere Wohnung zu lassen. Sie sieht aus wie 70, auch wenn wir herausgefunden haben, dass sie gerade mal Mitte 50 ist! Vielleicht liegt das an dem ein oder anderen Glas Sekt, welches sie sich schon am Vormittag zu gönnen pflegt. Eine einsame alte Frau. Valerie und mich hatte sie bereits kurz nach unserem Einzug »adoptiert«. Beinahe täglich klingelte sie, brachte uns eine Kleinigkeit vorbei, hatte irgendeine Frage oder sagte einfach nur hallo. Frau Weber wurde also in den Plan eingeweiht und holte Conte mit dem Lift nach oben. Wir wohnten im vierten Stock, und der Lift war nur für Schlüsselinhaber benutzbar. Frau Weber erzählte mir später, wie sie Conte reingelassen hatte. Sie war noch im Nachhinein selber fast zu Tränen gerührt.

»Was für ein schöööner junger Mann!!!«

Stimmt, dachte ich. Nur, dass sie das über jeden männlichen Besuch sagte, den sie bei uns beobachtete – bei meinen Brüdern schmolz sie regelrecht dahin.

In der Wohnung angelangt, musste Conte erst mal ein Stündchen auf meinem Bett ausruhen. Ich sehe ihn vor mir, wie er so dalag und sich dabei ungemein über seine Idee freute! Meine eigene Freude lässt sich nur schwer beschreiben. Ich empfand sie so tief und war gleichzeitig ausgeflippt und ruhig, aufgeregt und gelassen, dankend und jubelnd. Ich musste nachher ziemlich über seine Hummeln im Hintern lachen – und seine Freude, mich endlich loszuwerden an dem Tag, war somit auch geklärt. Wir telefonierten noch so lange, bis ich mit dem Hörer am Ohr einschlief.

***

Über Pfingsten fuhr ich nach Lourdes. Seit mehreren Jahren schon begleitete ich jedes Jahr eine Gruppe, die mit behinderten Kindern an den Marien-Wallfahrtsort in Frankreich fuhr. Dieses Jahr war besonders spannend, weil ich gebeten worden war, die Leitung des Kinderzuges zu übernehmen. Ich hörte dort nicht viel von Conte. Immerhin trafen täglich ein oder zwei SMS ein. Das war in Ordnung, weil ich wusste, wie es ihm ging, und weil er wusste, was ich tat. So schien es zumindest. Ich war sehr dankbar, erst viel später zu erfahren, dass es ihm in diesen Tagen nicht sehr gut gegangen war und ihn erste starke Verwirrungen heimsuchten. Ich hätte sonst kein Ohr gehabt für die Dinge, die zu lernen waren, für meine zukünftige Leitungsaufgabe. Mein Herz wäre keineswegs bei der Sache gewesen, sondern weit weg in Österreich. Auf der einen Seite waren meine Gedanken natürlich bei Conte. Auf der anderen Seite war das Geschehen in Lourdes einmal mehr so einnehmend, die Begegnungen so intensiv, dass ich einfach ganz dort sein musste, um nicht verloren zu gehen. Es ist eine praktische Eigenschaft des Menschen, dass er gewisse Dinge im Hirn nach hinten und unten verschieben kann, so dass er sich nicht zeitgleich mit mehreren Problemen auseinandersetzen muss. Eine körperliche Distanz lässt auch eine gefühlsmäßige Distanz eher zu. Jede Situation kann dann mit voller Aufmerksamkeit bewältigt werden, ohne dass man zusammenbricht. Vielleicht trifft das auch nur auf mich zu.

Nachdem ich an einem langen Tag in den Bädern Dienst geschoben hatte, überfiel mich dennoch das »Lourdessyndrom«. Die intensive, schlafarme Woche mit den behinderten Kindern fordert einen mit Haut und Haaren. Du kommst an die Grenze deiner körperlichen und emotionalen Kräfte. Gleichzeitig bekommst du unglaublich viel geschenkt. Aber das ist eine andere Geschichte. Ich wurde also völlig überrollt von allem und konnte meine Tränendrüsen für eine knappe Stunde nicht mehr dazu bewegen, sich zu schließen. Zum Glück gibt es auch in einem Ort wie Lourdes, in dem es vor Menschen nur so wimmelt, Plätze, an denen einen keiner sieht und keiner findet.

Ziemlich müde und mit der traditionellen Lourdesgrippe ausgestattet, aber dennoch hochzufrieden, kam ich eineinhalb Wochen später nach Wien zurück. Es war beglückend, wieder bei Conte zu sein, auch wenn die grippebedingte Kusspause uns beiden sehr zu schaffen machte. Eine weitere Grippe konnte er sich einfach nicht erlauben, und dennoch erklärte er die Pause früher als vernünftig für beendet. Ich war ein williger Verbündeter in dieser Angelegenheit. Der Himmel drückte ein Auge zu, und Conte erbte nichts von meiner Grippe.

***

Kurz nach Pfingsten, Anfang Juni, kamen Tante Feli und Tante Hedel, beide Schwestern von Contes Mutter, überraschend für ein paar Tage nach Wien. Ich war sehr gespannt darauf, sie kennenzulernen. Von Tante Feli hatte ich schon viel gehört. Conte schätze sie sehr und sprach zärtlich und liebevoll über sie. In seiner Jugend hatten er und sein Bruder Franzi viel Zeit bei dieser Tante verbracht. Er verband viele glückliche Erinnerungen mit ihr. Tante Hedel war Contes Firmpatentante. Auch sie musste eine reizende alte Dame sein, wie ich aus seinen Erzählungen entnehmen konnte. Ich hatte mitbekommen, dass er regelmäßig Post von ihr bekam. Einmal kam ein Brief von Tante Hedel, in dem sie einen frankierten Rückumschlag mit Adresse mitgeschickt hatte, damit Conte das Antworten leichter fiel. Er seufzte nur, sah mich schräg von der Seite an und meinte, seine Tanten müssten doch mittlerweile wissen, dass er keine Briefe mehr schreiben könne. Seine Handschrift war in letzter Zeit sehr zittrig geworden, und es kostete ihn eine Menge Kraft, etwas Längeres aufzuschreiben – abgesehen von seinen endlosen Listen natürlich.

Diese beiden Tanten waren also nach Wien gekommen. Ich glaube, sie hatten mit Angela gesprochen, die ihnen von vergangenen Verwirrungsphasen Contes berichtet hatte. Sie machten sich Sorgen. Zu Recht, wie sich herausstellen sollte. Sie kamen, um sich um eventuelle Pfleger zu kümmern für den Fall, dass Conte zu einem Pflegefall würde. Conte freute sich ungemein über ihren Besuch. Ich lernte die beiden kennen, als ich eines Abends vorbeikam, um Conte ins Kino zu entführen. Tante Feli schloss mich gleich herzlich in ihre Arme. Sie war eine große, ansehnliche Frau mit einer beeindruckenden Ausstrahlung. Tante Hedel begrüßte mich ebenso liebevoll. Sie war kleiner, und ihr Gesicht war irgendwie weicher als das von Tante Feli. Conte war noch nicht da, also nahm ich dankbar an, als sie mir anboten, mit ihnen zu Abend zu essen. Ich war leicht unsicher, wusste ich doch nicht, inwieweit sie sich über mein Verhältnis zu Conte im Klaren waren.

Als ich ein paar Wochen zuvor mit Conte im Krankenhaus gewesen war, um Medikamente gegen das Wasser im Bauch abzuholen, fragte er mich auf dem Rückweg ganz vorsichtig, ob er eigentlich von UNS erzählen dürfe.

»Ich würde so gerne allen meinen Freunden davon

erzählen!«, meinte er vorsichtig und sah mich dabei fragend von der Seite an. Ich war ziemlich erstaunt über die Anfrage, und sie rührte mich irgendwie. Es war, als hätte ich soeben noch einmal Blumen bekommen. Wie ein frischer Windhauch wehten seine Worte durch meine Seele. Er wollte von uns erzählen!!! Aufregend!!! Irgendwie fest verankernd, was schon lange zwischen uns entstanden war. Ich meinte darauf nur, dass ich durchaus nichts dagegen hätte – ich hätte es auch schon erzählt. Dabei grinste ich hochzufrieden in mich hinein. Das war für mich ein sehr anrührender Moment, zeigte es doch, wie viel Gedanken Conte sich um diese Dinge machte und wie sehr er auf meine Wünsche Rücksicht nahm.

Ich wusste allerdings nicht, ob er seine Tanten in die »Erzählgruppe« eingeschlossen hatte. Das tat nun aber nichts weiter zur Sache, und so unterhielt ich mich mit ihnen, bis Conte kam. Schnell kristallisierte sich heraus, dass sie ziemlich genau wussten, was für einen Platz ich einnahm. Darum scheuten sie sich auch nicht, die anstehenden Entscheidungen mit mir zu besprechen. Es müsste jemand gefunden werden, der sich durchgehend um Conte kümmern würde, wenn das plötzlich nötig wäre. Die Frage mit dem Pfleger war mir auch schon durch den Kopf gegangen, und so war ich sehr hellhörig, was das betraf.

Während die beiden Tanten zu Besuch waren, zeigte Conte keinerlei Anzeichen von Verwirrung. Es ging ihm relativ gut. Beruhigt fuhren sie dann wieder ab, Richtung Deutschland. Er hatte den Aufenthalt sehr genossen und erzählte mir, er wäre stundenlang mit den beiden auf seinem Bett gelegen und sie hätten geredet.

Ich fand, das klang gut.

13.

Am Abgrund

In der ersten Juniwoche kündigten leichte Vorzeichen schlimme Tage an. Conte hatte mir erzählt, dass sein jüngerer Bruder Franzi vom 11. bis 14. Juni nach Wien zu Besuch kommen werde. Er war hocherfreut über den bevorstehenden Besuch, und ich versprach ihm, mit zum Flughafen zu fahren. Zuletzt war Franzi zu Weihnachten in Wien gewesen. Da ich über die Feiertage zu Hause gewesen war, hatte ich ihn nicht kennengelernt. Eher erstaunt war ich dann doch, als Conte mehrmals betonte, wir dürften nicht vergessen, Franzi vom Bahnhof abzuholen und dass er nicht genau wisse, wann sein Bruder ankomme. Da wurde ich zum ersten Mal etwas stutzig. Hatte er mir nicht am Tag zuvor die Landezeiten schon mitgeteilt und war nicht eindeutig die Rede vom Flugzeug gewesen?

Diese scheinbare Vergesslichkeit war auffallend untypisch für Conte, der eigentlich seine Angelegenheiten sehr klar im Kopf geregelt hatte und sich für gewöhnlich an alles erinnerte. Conte hatte eine unglaubliche Auffassungsgabe und merkte sich oft selbst kleinste Details, die ich in einem Nebensatz erwähnt und längst schon wieder vergessen hatte. Häufig gelang es ihm, mich mit einer Kleinigkeit zu überraschen. Ich wunderte mich also ein wenig über seine leichte Verwirrtheit, schob es aber auf die starken Schmerzen, die er in diesen Tagen hatte.

Ich wurde leider eines Besseren belehrt.

Als ich am Morgen des 11. Juni in der Karlsgasse eintraf, machte Michaela, das Kindermädchen von Mäuffi, mir auf. Michaela meinte, Conte sei noch nicht aus seinem Zimmer gekommen.

»Angela ist heute Morgen bei ihm drin gewesen. Sie hat kurz mit ihm gesprochen – aber sie hat nicht zu ihm hoch zu seinem Bett geschaut, glaube ich … wahrscheinlich ist er noch mal eingeschlafen.«

Dass Conte noch nicht aus seinem Zimmer gekommen war, war an und für sich nicht ungewöhnlich, da er häufig noch schlief, wenn ich ihn besuchen kam. An diesem Tag wunderte es mich dann aber doch. Wir hatten schließlich vor, zum Flughafen zu fahren, und es war gar nicht Contes Art, dafür noch nicht aufgestanden zu sein. Was war da los?

Ich ging leise in sein Zimmer, und die inneren Ängste, die ich unbewusst schon lange mit mir herumtrug, erwachten mit einem Schlag zur Wirklichkeit. Ich warf einen Blick ins offen stehende Klo. Als ich eine Boxershorts und reichlich Durchfall erkennen konnte, fuhr es mir schwer in die Glieder. Oh, nein! Mit raschen Schritten eilte ich zu ihm. Er lag im Bett und schlief. Ich konnte sehen, wie seine Brust sich hob und senkte. Es war ein Bild des Jammers. Die Bettdecke war von oben bis unten mit Erbrochenem beschmutzt. Ein galliger, übler Geruch schwebte über dem Ganzen. Ich würgte. Durch den Mund einatmen, sagte ich mir. Ganz ruhig. Ich musste mich erst mal auf die Truhe beim Bett setzen, da ich meinen Beinen nicht mehr recht traute. Meine Gedanken rasten: Er hatte also Durchfall, hatte sich übergeben – wie lange schon? Wie lange hatte er nichts bei sich behalten? Wieder musste ich ein Würgen unterdrücken. Ich hielt mir die Hände vors Gesicht. Warum hatte ich davon nichts mitbekommen? Konnte so ein Zustand derart schnell eintreten? War er schon völlig ausgetrocknet? Warum merkte er nicht, dass er in seinem eigenen Erbrochenen lag? War er nicht bei Bewusstsein?

Ich schüttelte mich. Dann trat ich an sein Bett heran. Ohne auf die Kotze zu achten, beugte ich mich zu ihm hinunter. Vorsichtig strich ich ihm übers Gesicht. Er bewegte sich. Langsam, träge – wie aus dem Tiefschlaf erwachend. Dann machte er die Augen auf. Sein Blick irrte umher, fixierte mich nicht. Er meinte nuschelnd, er wolle noch schlafen, er könne jetzt nicht aufstehen. Ganz ruhig erklärte ich ihm, dass er gekotzt hatte, und fragte, was passiert sei.

»Gekotzt? Ich habe gekotzt? Warum habe ich gekotzt? Ich habe doch nicht gekotzt!« Er nuschelte. Unverständnis und Entrüstung klang aus seinen Worten. Vielleicht war er noch nicht ganz wach. Ich versuchte es erneut.

»Nein. Ich habe nicht gekotzt. Ich will schlafen … Lass mich.«

Scheiße! Er war offensichtlich nicht bei klaren Sinnen. Wir wollten doch zum Flughafen.

»Flughafen? Warum denn Flughafen?«

Er hatte offensichtlich auch keine Ahnung von der Ankunft seines Bruders und sackte schnell wieder zurück in sein Kissen. Kurz schloss er die Augen. Es sah aus, als gleite er sofort wieder zurück in den Schlaf. Als er ein zweites Mal aufschreckte, schaute er mich völlig verwirrt an.

»Isi? Was machst du denn hier … bist du schon lange da?«

Er hatte gar nicht bemerkt, dass ich da war, hatte geglaubt, es sei Angela oder Michaela. Er erkannte mich dann zwar, aber nahm sonst wenig wahr.

Ich war mit dieser Situation restlos überfordert und rief Haydy an. Meine Stimme nur mühsam kontrollierend meinte ich, wir könnten wohl heute nicht zur Therapie kommen; Conte sei kaum in der Lage, zu sitzen, geschweige denn aufzustehen. Haydy heizte mir ordentlich ein, und nachdem sie den Doktor konsultiert hatte, war der eindeutige Befehl:

»Er *muss* zur Therapie kommen, und das so schnell wie möglich.«

Da stand ich nun. Warum ich in dieser Situation niemanden anrief, weiß ich nicht. Vielleicht habe ich auch versucht meinen Bruder Niko zu erreichen und er war nicht da. Auf jeden Fall war ich allein und musste etwas tun. Ich brachte Conte also dazu, aufzustehen, zog ihm einen Bademantel an und führte ihn vorsichtig die Stufen hinunter. Er war so wackelig auf den Beinen, dass er sich krampfhaft an meinen Schultern festklammerte. Ganz langsam. Schritt für Schritt. Er wiederholte immer und immer wieder dieselben Fragen, auf die ich keine Antworten wusste.

»Was ist los? Wo müssen wir hin? Therapie? Was für eine Therapie? Warum brauche ich Therapie? Ich bin doch gesund!«

Ich bin doch gesund!

Das war das Schrecklichste.

Er wiederholte es immer und immer wieder, dass er doch keinen Arzt brauchte, er sei doch gesund. Was auch immer ich sagte, schien erst nach Minuten zu ihm vorzudringen. Mit ruhiger Stimme versuchte ich auf seine Fragen zu antworten. Ihn ernst zu nehmen. Nicht darauf zu achten, dass meine Antworten einfach zu verpuffen schienen.

Es zerriss mich, aber ich schaltete auf Automatik und handelte einfach. Ich wusch Conte notdürftig ab und versuchte ihn anzuziehen. Das war keine einfache Angelegenheit, denn jedes Mal, wenn ich ihm ein Kleidungsstück verpasst hatte, stand er auf und wollte schon zum Auto gehen. Erst im Bademantel, dann in Boxershorts, dann im Hemd. Jedes Mal musste ich ihn wieder einfangen und vorsichtig erklären, dass er noch nicht fertig sei.

»Nicht fertig? Nicht fertig?!«

Entrüstet starrte er mich an und erklärte, er sei doch angezogen, und wir könnten jetzt fahren. Das sagte er, während er nur in Boxershorts bekleidet vor mir im Flur stand. Aufgebracht legte er den Kopf schief und deutete zur Tür. Dabei suchte er mit der linken Hand nach dem Autoschlüssel – in der nicht vorhandenen Hosentasche. Die Hose hielt ich in den Händen. Der Autoschlüssel war verschwunden. Ein unbändiges Kribbeln im meinem Bauch kündigte das erste Lachen an. Trotz der schrecklichen Umstände hatte alles eine ungemeine Situationskomik. Ich konnte mir das Lachen nicht verkneifen – es sprudelte einfach aus mir heraus, was er wiederum missverstand. Er wollte wissen, warum ich ihn auslache. Ich biss mir auf die Lippen. Schüttelte den Kopf. Nein. Nicht auslachen.

»Ich lache dich nicht aus – bestimmt nicht.« Dabei musste ich so kichern, dass mir fast die Tränen kamen. Ich war aber froh, dass ich lachte und keine echten Tränen mir den Blick auf das Erforderliche verschleierten. Ich konnte es ihm nicht erklären, aber er war gedanklich auch schon wieder woanders.

Zwischendurch nannte er mich Angela, dann Alice und dann wieder Isi – einmal sogar Franzi. Das war wirklich ein Fingerzeig Gottes. Den Armen hatte ich in der großen Aufregung total vergessen. Oh, Mann! Franzi! Der stand wohl bereits am Flughafen und erwartete uns. Er hatte keine Ahnung, was ihn erwartete. Also rief ich ihn an, erläuterte kurz die Situation und schlug vor, er solle direkt mit einem Taxi nach Gramat-Neusiedel zur Therapie fahren. Das tat er dann auch.

Ich hingegen versuchte verzweifelt, in Contes heilloser Unordnung seinen Autoschlüssel zu finden – was mir nicht gelang. Er war mir in seiner Verwirrtheit keine besonders große Hilfe. Ich war mit der Tram gekommen. Mein Auto stand weit weg vor meiner Wohnung. Mist. Als ich bereits die Nummer eines Taxis rufen wollte, fiel mein Blick auf einen Schlüssel, der auf dem Küchentisch lag. Angelas Auto. Die Rettung. Kurz durchzuckte mich schlechtes Gewissen, weil ich einfach so ihr Auto entwendete, aber es blieb mir keine Wahl. Ich drückte Conte noch eine Flasche Wasser in die Hand, bugsierte ihn ins Auto und gab Gas.

Die Fahrt war ein einziger Horrortrip. Zum einen musste ich zum ersten Mal den Weg nach Gramat-Neusiedel ganz alleine finden. Bei meinem miserablen Orientierungssinn – eine extreme Herausforderung! Zum anderen wimmerte Conte neben mir, wollte immer und immer wieder wissen, wo wir denn hinfahren würden. Schlimmer noch: Er trank einfach nichts. Ich forderte ihn wiederholt auf, doch einen Schluck Wasser zu sich zu nehmen, da meiner Ansicht nach die Verwirrung auf Wassermangel zurückzuführen war. Er antwortete immer: »Bitte Isi – ich trinke doch – schau doch.«

Dabei hielt er die Flasche zwischen seinen Knien

fest und glaubte offensichtlich an das, was er sagte. Ich schickte tausend Stoßgebete zum Himmel. Und musste schon wieder lachen. Konnte es noch absurder werden? Dann rief zu allem Überfluss auch noch Franzi verzweifelt auf meinem Handy an, weil er den Ort nicht finden konnte. Zum Glück war er schon ganz nah, und irgendwie schaffte ich es in all der Aufregung, einen kühlen Kopf zu bewahren und auch ihn noch in die richtige Richtung zu dirigieren.

In Gramat-Neusiedel angekommen, kamen uns schon besorgt Ali Schay und Haydy entgegengelaufen, und auch Franzi tauchte etwas bleich und verschreckt hinter ihnen auf. Die Situation überrumpelte ihn völlig. Er hatte Conte das letzte Mal zu Weihnachten gesehen, war nicht vorbereitet auf den abgemagerten Bruder, traf ihn dann auch noch in kompletter Verwirrtheit an. Conte hatte fast täglich mit Franzi telefoniert, und ich wusste, dass die beiden viel Kontakt hatten, aber durchs Telefon war der Ernst der Lage offensichtlich nicht vermittelbar. Selbst ich hatte ja diesen Zusammenbruch in keiner Weise kommen sehen. Dabei war ich täglich bei Conte gewesen. Ich war sehr beeindruckt, wie gut Franzi sich unter Kontrolle hatte. Er umarmte seinen Bruder. Dann sah er *mich* fragend an.

Conte erkannte ihn erst, dann nicht mehr. Sein Geist war wirklich schlimm durcheinander. Ich zuckte nur die Achseln. Ich wusste ja auch nicht, was zu tun war. Auf jeden Fall begleiteten wir Conte hinunter in die Kugel. Franzi rechts und ich links von ihm. Rasim stützte noch von hinten. Auf die vertraute Umgebung reagierte er ganz gut. Er legte sich bereitwillig auf das Bett, ließ sich ins Kettenhemd einschlagen und schloss ergeben die Augen.

»Wir holen dich dann wieder ab.« Er nickte nur müde, sah uns nicht einmal mehr an. Ziemlich durchgeschüttelt gingen wir zurück nach oben und tranken einen Tee im Container. Tee von Rasim war immer eine gute Idee.

Unter diesen Umständen lernte ich also Contes Bruder Franzi kennen.

Im Container gab ich einen Lagebericht, und wir berieten, was weiter zu tun sei. Franzi hörte aufmerksam zu, als ich vom Morgen berichtete, und Ali Schay nickte immer wieder zustimmend. Die einstimmige Meinung war, dass Conte nach der Sitzung umgehend ins Krankenhaus befördert werden müsse, um ambulant und schnell eine Infusion zu bekommen. Dass Wassermangel ein Hauptproblem war, schien offensichtlich, aber Ali Schay erklärte uns auch, Conte fehle Glukose im Hirn – er müsse Nahrung zu sich nehmen.

Ich rief dann meine Mutter an und erzählte, was los war. Danach erreichte ich glücklicherweise Angela und beichtete die aus der Not geborene Entführung ihres Autos. Ich war so froh, dass Franzi da war, und dankte dem Himmel, dass er genau an diesem Wochenende einen Besuch bei seinem Bruder geplant hatte. Geteilte Last ist halbe Last, und ich spürte deutlich, wie ich einen Teil der Verantwortung an ihn abtreten konnte. Zusätzlich stellte ich fest, dass er wirklich nett war und Conte gar nicht mal unähnlich. Sie sprachen im selben Tonfall und teilten wohl auch eine ähnliche Art von Humor. Irgendwie kam es mir so vor, als kenne ich ihn bereits.

Nach der Stunde in der Kugel kam Conte unter der Erde hervor, und unsere Hoffnung, dass die Therapie eine Zustandsveränderung herbeiführen würde, bestätigte sich leider nicht. Wir schafften es immerhin, ihn dazu zu bewegen, ein wenig Saft zu trinken. Aber seine Verfassung war nach wie vor miserabel, geradezu besorgniserregend. Conte fragte nach der Behandlung immer wieder, ob das denn sein echter Bruder sei; oder sein falscher?

Falscher Bruder?

Das muss Franzi ziemlich an die Nieren gegangen sein.

Er wiederholte immerfort dieselben Fragen, war orientierungslos und hatte keinen Zugang zu seinen normalen Hirnfunktionen. Auf einer anderen Ebene schien er aber sehr genau zu begreifen, was mit ihm los war, und er weinte verzweifelt und murmelte: »Scheiße, so eine Scheiße. Warum?«

Warum.

Das fragte ich mich auch.

Franzi und ich luden Conte gemeinsam ins Auto und machten uns auf den Weg ins Allgemeine Wiener Krankenhaus. Unterwegs beobachtete ich aus den Augenwinkeln die beiden Brüder. Franzi sprach mit mir, ging aber immer wieder geduldig auf die verwirrten Fragen seines Bruders ein. Irgendwann wurde Conte still. Und auch Franzi schwieg. Im AKH angekommen, reihten wir uns in der Notaufnahme unter den Wartenden ein. Ich war erleichtert, dass ich mit Conte beim Wasserabpumpen gewesen war, denn so kannte ich wenigstens die grobe Richtung. Meine Gedanken wanderten zu unserem ersten Besuch in diesem grässlichen, sterilen Bau. Keine schöne Erinnerung. Nun waren wir also wieder hier.

***

Conte redete immer noch in Schleifen – er nahm eine Information auf und wiederholte diese ständig. Immerhin war er sich jetzt sicher, dass Franzi sein Bruder war, und auch meine Identität schien ihn nicht mehr zu verwirren.

»17 Jahre? Warum bin ich 17 Jahre alt – bin ich, Isi?«

»Nein, Conte, du bis 29 Jahre alt.«

»Also ich bin 29 Jahre alt?«

»Ja.«

»OK, 29 Jahre! Isi, wie alt bin ich? 29 Jahre?«

»Ja, du bist 29 Jahre alt.«

Er war sich auf einer anderen Ebene sehr wohl seiner Verwirrtheit bewusst und versuchte mit allen ihm verbleibenden Kräften, sich daraus hervorzukämpfen. Es schien ihn zu beruhigen, dass ich ruhig immer dieselben Antworten wiederholte. Schließlich und endlich kam ein Arzt, dem wir die Situation erklären konnten.

Als der Arzt Fragen stellte, zuckte Conte urplötzlich zusammen und antwortete zu unserem großen Erstaunen fast so, als sei er völlig da und klar denkend. Ich sah ihn prüfend an. Hatte er einen Weg aus der Verwirrung gefunden? Conte sah dem Arzt fest in die Augen und antwortete mit ebenso fester Stimme. Aber seine klar artikulierten Worte verrieten doch deutlich seinen Verwirrtheitsgrad. Er redete völligen Unsinn. Der Arzt sprach direkt mit Conte, und ich musste über seinen Rücken hinweg seine Antworten berichtigen.

Conte erzählte im Brustton der Überzeugung, seine Krankheit sei erst vor einer Woche diagnostiziert worden, er nehme keinerlei Mittel und nein, er habe nicht erbrochen. Ich seufzte. Jedes Mal, wenn ich richtigstellte, was er gesagt hatte, horchte er auf und meinte dann nickend:

»Ja natürlich, entschuldigen Sie, das war vor eineinhalb Jahren … Oh, ja, entschuldigen Sie, ich nehme …«

Die Anwesenheit des Arztes schien einen lang verinnerlichten Mechanismus in ihm wachzurufen. Er wollte auf alle Fälle verhindern, dass irgendetwas mit ihm gemacht wurde, was er nicht verstand und worin er nicht einwilligte. Der fragende Arzt reagierte wunderbar – er redete immer direkt mit Conte, nahm meine Information aber dennoch auf. Sein Blick signalisierte, dass er die Situation verstand. Ich war dankbar, denn so mussten wir nicht über Contes Kopf hinweg handeln – als wäre er unmündig.

Schlussendlich wurde ihm Blut abgenommen, eine Infusion gelegt, und er wurde vorerst auf Station 22 K eingewiesen. Je mehr Flüssigkeit in ihn reintropfte, desto klarer wurde er, und nach einigen Stunden konnten wir fast normal mit ihm sprechen. Er war noch recht verwirrt, und so beschlossen wir, dass es das Beste sei, wenn er über Nacht im Krankenhaus bliebe, um am anderen Morgen gleich noch mal eine Infusion zu bekommen. Der Arzt hatte sehr dazu geraten. Conte war damit ganz und gar nicht einverstanden, stand sofort auf und verkündete, er wäre jetzt bereit, nach Hause zu gehen.

»Hier bleibe ich nicht über Nacht. Komm, Isi – lass uns gehen!«

Es kostete uns einige Überredungskünste, damit er sich wieder hinlegte. Wir informierten noch die Nachtschwester, dass er des Nachts plötzlich versuchen könnte, nach Hause zu gehen, und verließen schweren Herzens das Krankenhaus.

Franzi und ich fuhren vom Krankenhaus zu Angela und Johannes, wo wir etwas zu essen bekamen und uns ein bisschen die Seele freisprechen konnten. Irgendwann kommt man an einen Punkt, wo einem plötzlich alles urkomisch vorkommt und man die Schwere des Augenblicks ablegt wie einen Wintermantel im Frühling und über alles nur noch kichern kann. Spätestens beim Abendessen war dieser Punkt für mich erreicht.

Ich brachte Franzi später noch in die Josefsstädterstraße, wo er in der leeren WG meines Bruders nächtigte. Niko und seine Mitbewohner waren alle ausgeflogen. Wir verabredeten, dass ich ihn am folgenden Morgen frühzeitig abholen würde, denn wir wollten vor der Visite wieder im Krankenhaus sein. Wie ein Stein fiel ich ins Bett. Unruhig versuchte ich Schlaf zu finden, wälzte mich stundenlang und war schon früh am nächsten Tag wach. Alles zog mich in Richtung Krankenhaus und Conte.

Im AKH angekommen, hatten wir die Visite gerade verpasst, trafen aber einen relativ fröhlichen, klaren Conte an, der schon seinen nächsten Tropf verabreicht bekam. Ich war zutiefst beruhigt, als er mich liebevoll begrüßte und schon im zweiten Satz schimpfte, er werde keine weitere Nacht in diesem Laden bleiben – die Betten brächten seinen Rücken um!

Es ging ihm tatsächlich viel besser. Er verwechselte noch Wörter, fand bestimmte Begriffe nicht und schien etwas langsamer im Nachvollziehen der Unterhaltung zu sein, aber im Großen und Ganzen war er wieder der Alte! Er hatte schon gefrühstückt, die Krankenschwestern allesamt so bezirzt, dass sie für ihn sprangen, und unterhielt sich dann mit Franzi und mir. Er hatte Franzi ja schon lange nicht mehr gesehen und war jetzt erst in der Lage, sich wirklich über die Anwesenheit seines Bruders zu freuen. Da er wieder klar denken konnte, lagen die Entscheidungen auch wieder in seiner Hand, und da es ihm merklich besser ging, entschied er, so bald wie möglich zu gehen. Klar. Schließlich brachten die Betten seinen Rücken um. Ich lachte erleichtert auf. Das Tal war durchwandert. Licht brach hinter den schwarzen Wolken hervor.

Die Infusionen brauchten eine halbe Ewigkeit, bis sie durchgelaufen waren, aber ich war dankbar für jeden Tropfen Flüssigkeit, die sie Contes Körper zuführten. Nach einem Mittagessen holten wir uns den Entlassungsschein und verließen das Krankenhaus.

TAGEBUCH 13. 6. 2004

Zwei schlimme Tage sind vorüber, und Du hast mich getragen, Herr! Danke, danke tausend Mal! Freitag habe ich Conte abgeholt, und wir wollten erst zum Flughafen fahren, seinen Bruder abholen und dann zur Therapie. Sein ganzes Bett war voll mit Erbrochenem, und er hat mich nicht erkannt – er war völlig verwirrt und orientierungslos. Also habe ich ihn direkt zur Therapie gefahren, und sein Bruder kam dort hin. Nach der Therapie sind wir direkt ins Krankenhaus, weil Conte ganz wirr war – wohl wegen Wassermangel und weil er kaum Nahrung bei sich behalten hatte die letzten Tage. Im Krankenhaus hat er dann eine Infusion bekommen, und dort hat er auch übernachtet. Es war wirklich nicht schön – er war so wirr, und gleichzeitig hat er das aber realisiert, und das hat ihn völlig in die Verzweiflung getrieben.

Franzi, sein Bruder, war anfangs ziemlich geschockt, weil Conte so abgemagert ist und ziemlich übel aussieht. Er hat aber toll reagiert, und ich bin sehr, sehr froh, dass er hier ist!!!

Es war auch schlimm, weil Conte noch nach Erbrochenem gerochen hat – gestern im Krankenhaus musste ich ihn dann quasi zum Duschen zwingen. Das war sehr unangenehm, weil es Ekel in mir ausgelöst hat und ich so gerne liebevoll und zärtlich sein wollte. Tja – überhaupt ist es eine komische Situation gewesen. Auf dem Weg zur Therapie musste ich ihn richtig streng anfahren, damit er etwas trank – und dabei zog sich alles in mir zusammen. Angst und Hilflosigkeit fanden sich gebündelt. Ich will ihn nicht bevormunden, aber in seiner Verwirrung war er hilflos wie ein Kind, und es blieb mir gar nichts anderes übrig. Nun gut – heute geht es ihm bei weitem besser. Er vergisst noch manche Wörter, aber eigentlich ist er der Alte. Gebe Du, Jesus, dass er das auch bleibt! Gute Nacht und danke für all Deinen Segen. Amen.

Die Tage nach dem schrecklichen Zwischenfall waren schön. Ich freute mich, Franzi etwas kennenzulernen. Conte hatte mir schon so viel von seinem Bruder erzählt. Ich genoss es, die Brüder zusammen zu sehen. Wir trafen Sonntagmittag Haydy, die sich große Sorgen gemacht hatte. Mit ihr aßen wir zu Mittag in der »Witwe Bolte«, einem netten Wirtshaus in der Spittelberggasse. Conte war gut beieinander, musste sich nur ab und zu auf eine Bank legen, um seinen Rücken zu entlasten. Das war ein mir so vertrautes Bild, dass ich fast alle Sorgen verdrängte. Haydy erinnerte uns, dass Conte wirklich gut und regelmäßig essen und vor allem viel, viel trinken müsse. Es war ein sonniger, fröhlicher Tag. Wir waren alle guter Laune, erleichtert ob des »überstandenen Abenteuers« , und Conte selbst war so guter Dinge, dass es eine Freude war.

Am Abend begleitete mich Franzi in die Abendmesse in den Stephansdom, wo wir auf Niko und Constantin trafen. Stille Dankgebete wanderten zum Himmel. Alle gemeinsam gingen wir anschließend noch ins Palmenhaus. Julie kam auch dazu. Ich holte Conte ab, der ja nicht mit in die Messe hatte kommen können, und so waren wir eine gemütliche Runde. Ich betrachtete die Szene. Sitzend im Palmenhaus, umgeben von lieben Freunden, Conte zufrieden Kuchen essend mir gegenüber … war es vorstellbar, dass wir noch Stunden vorher völlig ratlos und geschockt zwischen sterilen Krankenhauswänden eingezwängt waren? Der Alptraum rückte in weite Ferne, und das liebende, immer hoffende Herz beschloss, diese Situation als unguten Einzelfall in eine Schublade zu stecken, diese abzusperren und möglichst nie wieder zu öffnen.

Am Montag war Conte so gut drauf, dass er mit Franzi ins Outlet fuhr, wie damals mit Maria. Franzi legte sich verschiedene Designer-Klamotten zu, und die beiden Brüder hatten, glaube ich, eine gute gemeinsame Zeit. Montagabend gesellte ich mich zu den beiden, um später die Fahrt zum Flughafen zu übernehmen. Conte war leicht gereizt, weil er Franzis Tipps, was seine Medikamente anging, für völlig überflüssig hielt, aber dadurch ließ ich mir meine gute Laune nicht verderben. Conte konnte auch ganz schön aufbrausend sein, wie ich bei dieser Gelegenheit lernen durfte. Mir gegenüber ist er das nie gewesen. Franzi besprach noch einige organisatorische Dinge mit Angela und Johannes, und dann ging es ab.

Am Flughafen alberten die Brüder herum. Ich hielt das mit der Kamera fest, aber dann musste Franzi leider abfliegen. Im Auto wollte Conte genau wissen, was ich von Franzi halte, und ich war in der glücklichen Lage, nur Positives von mir geben zu können. Das stellte ihn sehr zufrieden. Man merkte ihm an, dass er seinen Bruder liebte und auch bewunderte. Das war schön für mich, zu erleben, da ich ja sonst von seiner engsten Familie nicht das Beste mitbekommen hatte. Franzi *war* Contes Familie – mit all der Liebe, die dazugehört. Da ich selbst das gute Verhältnis zu meinen Geschwistern so schätze, war es besonders schön, diesen Aspekt erlebt zu haben.

Julies Vater war an diesem Montag nach Wien gekommen, und zusammen mit ein paar Freunden von Julie saßen sie in der »Witwe Bolte« und genossen Bier und Wein. Julie hatte angerufen, ob wir nicht auch Lust hätten, zu kommen. Wir hatten es offengelassen, ob wir noch dazustoßen wollten – aber da Conte fit war und ich fröhlich, ging unser nächster Weg dorthin. Es war ein lauer Sommerabend, wir wurden freudig begrüßt, und es wurde richtig nett. Die polternde, direkte Art von Julies Vater gefiel Conte ungemein gut. Sehr gerne wäre er länger geblieben. Der Tag im Outlet war aber doch sehr anstrengend gewesen, und das Sitzen auf den Holzstühlen ging auch nicht lange gut. Er bestand darauf, alleine nach Hause zu fahren, damit ich noch ein bisschen bleiben konnte. Charmant wie immer. Ich begleitete ihn also zum Auto und ließ ihn fahren. Wir brauchten immer ziemlich lange, um uns zu verabschieden, was von der Gruppe witzelnd kommentiert wurde.

14.

In guten wie in schlechten Tagen

Am Dienstag musste ich beim Catering arbeiten, denn mein Konto schien jedes Mal laut zu stöhnen, wenn ich es wieder ein bisschen weiter ins Minus zwang. Dem musste dringend abgeholfen werden. Ich mochte die Arbeit beim Catering nicht sehr gerne. Mein Rücken tat vom langen Stehen immer schnell weh. Außerdem waren die Arbeitgeber nicht die liebenswürdigsten. Immer musste alles schnell gehen. Rasch, rasch. Gläser füllen, Häppchen raustragen. Dabei im -mer schön lächeln. Aber es war ein guter Verdienst, verbunden mit flexiblen Arbeitszeiten. Also will ich mich nicht beklagen. So kam es, dass ich erst ziemlich spät am Mittwochnachmittag wieder bei Conte auftauchte. Ich rief ihn vorher kurz an. Ein kalter Schauer lief mir über den Rücken, als ich seine Stimme hörte. Conte schien einfach nicht er selbst zu sein am Telefon. Ich versuchte, keine Schatten zu sehen, wo keine waren, aber meine Schritte beschleunigten sich.

Meine tiefste Angst bewahrheitete sich, als ich sein Zimmer betrat. Er hatte sich zwar nicht übergeben, redete indessen schon wieder wirres Zeug und war sichtlich desorientiert. Mir schien zwar, dass es nicht ganz so schlimm war wie am Freitag, denn er erkannte mich gleich, aber die Lage war nicht gut. Im Gegenteil. Er hatte Schmerzen. Ich musste handeln. Aber was tun? Das sind diese Momente, wo ich am liebsten selbst etwas von den Schmerzen übernommen hätte. Aber in diesem Fall ist die Grenze zwischen Können und Wollen unüberwindbar. Erst einmal versuchte ich ihn dazu zu bewegen, etwas zu trinken, und brachte ihm anschließend etwas zu essen. Er trank willig, aber nachdem er gegessen hatte, dauerte es keine fünf Minuten und er kotzte alles wieder aus. Ich versuchte ihn zu halten, hatte keinen Eimer bei der Hand. Es kam unangemeldet, brach einfach von krampfhaftem Stöhnen begleitet aus ihm heraus. Das ganze Bett war beschmutzt, und es roch grauenhaft. Das war für mich das Schlimmste, weil Erbrechen bei mir sofortige Übelkeit hervorruft. Ich konnte mich nur schwer zusammenreißen, um es ihm nicht würgend gleichzutun. Ich schluckte das Ekelgefühl runter, wechselte die Bettwäsche und brauchte erst mal ein paar Minuten, um meine Gedanken zu sammeln. Ich betrachtete Conte, wie er da ganz elend auf seinem Bett saß. Dünn sah er aus. Mir war klar, dass es für ihn unvergleichlich viel schlimmer war.

Äußerlich hatte ich sauber machen können. Aber sein Elend kam von innen. Sein armer Körper zitterte. Ich sah die angestrengten Atemzüge. Seine Augen drückten das ganze Leid aus, das er in diesem Moment verspürte.

Als ich vor einer Viertelstunde aus der Küche etwas zu essen für ihn geholt hatte, meinte Michaela, er habe wohl gefrühstückt und sei dann wieder ins Bett gegangen. Durch seinen heftigen Durchfall hatte er jedoch nichts bei sich behalten. Ob er bereits früher gekotzt hatte, konnte ich nicht feststellen. Er hob den Kopf und sah mich an. Er versuchte auf meine Fragen zu antworten, schaffte es aber nicht.

Seine Augen hielten mich hilfesuchend fest, weil sein Mund Worte sprach, die sein Hirn ihm nicht aufgetragen hatte. Ich konnte nach einiger Zeit mühsam ein System darin entdecken. Eine neue Information kam erst nach Minuten zu ihm durch, und so sprach er beispielsweise vom Kotzen, wenn er Trinken meinte, von Trinken, wenn er Essen meinte, vom Essen, wenn er auf Klos musste und so weiter. Es war ganz und gar nicht einfach, immer wieder herauszufinden, was er eigentlich sagen wollte. Das trieb nicht nur ihn, sondern auch mich an den Rand der Verzweiflung. Mir war ziemlich schnell klar geworden, dass er wieder ins Krankenhaus musste. Aber ich konnte das nicht alleine schaffen. Also überredete ich ihn, sich zu waschen und anzuziehen, und rief meinen Bruder Niko an.

Als ich die Stimme meines Bruders am Telefon vernahm, brach meine eigene, und ich konnte nur mühsam unterdrückte Schluchzer von mir geben. Erst in diesem Augenblick merkte ich, wie angespannt ich war und wie stark das Geschehen mich bedrückte. Niko verstand zum Glück sofort und war innerhalb von zwei Minuten da. Ich hatte mich inzwischen so weit gefangen, dass ich ihm draußen vor der Tür in ein paar geflüsterten Worten die Situation erklären konnte. Wie gut es ist, einen großen Bruder zu haben, der die Kontrolle übernimmt, wenn man selbst am Zusammenbrechen ist. Mein Nervengerüst war an dem Tag nicht das beste, da ich bis tief in die Nacht gearbeitet hatte und ziemlich übermüdet war.

Das Erste, was Niko tat, war, mit uns zu beten. Das tat unglaublich gut, löste aber sowohl bei mir als auch bei Conte einen Bach an Tränen aus. Wir konnten nur dasitzen, uns gegenseitig festhalten und Niko sprechen lassen. Ob Niko weiß, wie sehr mich seine feste Stimme berührte und seine sichere Intuition – sein Wissen, was in diesen Minuten der äußersten Irritation zu tun war?

Diesen Moment werde ich nie vergessen. Die Tränen und die Hilflosigkeit, die sowohl mich als auch Conte schüttelten. Wir beide, ein einziges, aufgelöstes Häuflein Elend! Gleichzeitig der Trost, der darin lag, dem anderen nahe zu sein und ihn festzuhalten.

Wir auf der einen Seite. Und gegenüber, auf der anderen, in dem hellen Wohnzimmer, mein Bruder, der alles vertrauensvoll in die Hände Gottes legte. Den Schmerz. Die Ohnmacht. Die Tränen. In einem Moment, wo mir selbst die Kraft dazu fehlte.

Dann riss ich mich wieder zusammen, trocknete mein tränennasses Gesicht an Contes Hemd ab und versuchte meine Gedanken wieder auf den Weg der rationalen Logik zu lenken. Langsam kam ich zurück und besprach alles mit Niko. Conte sagte nichts mehr, da er wohl begriffen hatte, dass er sich nicht verständlich machen konnte. Er nickte aber willig zu allem, was Niko und ich sagten – voller Vertrauen. Schließlich beschlossen wir, auf Angelas Rat hin, einfach ein Taxi zu nehmen, welches uns direkt zur Notaufnahme bringen würde.

In der Notaufnahme mussten wir eine Zeit lang ausharren. Warum muss es immer diese Bürokratie geben – ganz gleich, ob man Nasenbluten hat oder um sein Leben kämpft? Aber nicht nur vor dem lieben Gott sind wir alle gleich. Auch vor dem Schalter einer Notaufnahme und den Dienstplänen eines Krankenhauses. Ich versuchte alle Formulare richtig auszufüllen und erklärte, was passiert war. Dann konnten wir nichts weiter tun, als auf einen zuständigen Arzt zu warten. Nervenaufreibend. Es herrschte eine sterile Atmosphäre.

Der Geruch von Desinfektionsmittel lag in der Luft. Das Neonlicht ließ alle unnatürlich blass erscheinen. Eine Uhr tickte. Draußen fuhr ein Notarzt mit Blaulicht vor, und eine alte Dame schlurfte im Bademantel an uns vorbei. Irgendwie vermittelte mir diese gnadenlose Normalität ein Gefühl der Sicherheit. Hier konnte etwas unternommen werden. Hier würde man sich gut um Conte kümmern.

Nach einer Weile bog Angela mit besorgtem Gesicht um die Ecke; sie hatte sich solche Gedanken gemacht, dass sie es nicht länger im Büro ausgehalten hatte. Ich war so froh, sie zu sehen. Das Gefühl, endlich einen »Erwachsenen« bei sich zu haben, scheint absurd, beschreibt es aber am besten. Angela hat diesen herrlichen trockenen Humor, mit dem sie es immer schafft, verkrampfte Situationen aufzulockern. Selbst Conte fixierte sie und war kurz abgelenkt.

Endlich tat sich etwas. Conte bekam Blut abgenommen und eine Infusion angehängt. Dass nicht viele Fragen gestellt, sondern einfach die richtigen Maßnahmen ergriffen wurden, erleichterte mich enorm. Conte musste auf einem beweglichen Bett warten, und so lag er gemeinsam mit sechs anderen am Tropf hängenden Patienten direkt in der Notaufnahme. Angela, Niko und ich setzten uns auf Plastikklappstühlen dazu. Später kam auch Haydy vorbei, die ich angerufen hatte. Sie konnte uns zwar auch nicht weiterhelfen, aber ihr Kommen tat uns allen gut. Es herrschte das Gefühl: Je mehr wir sind, desto besser geht es. Durch die vielen Therapiesitzungen hatte sich eine Art Freundschaft zwischen Conte, ihr und mir entwickelt. Unabhängig von der Therapie war Haydy einfach ein mitfühlender und warmherziger Mensch, der an Contes Befinden großen Anteil nahm. Während Angela mit Niko und Haydy sprach, zog Conte mich zu sich heran. Der stetige Tropf hatte seinen Zustand sofort verbessert. Die Flüssigkeit tat ihre Wirkung. Er konnte wieder weitgehend sagen, was er dachte, und die Verwirrung schwand dahin. Aber ich las Bestürzung in seinen Augen, Angst und Unsicherheit. Das bestätigte er mir dann auch mit belegter Stimme. Er meinte, es täte ihm so unendlich leid, dass ich das alles mitmachen müsse. Seine Mund formte, was ich bereits in seinen Augen las: »Ich habe solche Angst.« Das sei nun das zweite Mal innerhalb einer Woche im Krankenhaus – was würde noch kommen? Wohin würde uns das alles führen?

In dieser abstrusen Situation, zwischen Patienten und Schläuchen, piependen Geräuschen und quietschenden Krankenbetten, geschah etwas Merkwürdiges. Es war, als würde sich in meinem Inneren ein Schalter umlegen. Etwas wurde hell. Ich konnte ihm zum ersten Mal laut sagen, dass ich ihn liebe. Es brach einfach aus mir heraus. Es kletterte aus meinem Herzen heraus, meinen Hals hoch und kam leise geflüstert rausgerutscht. Ich liebe dich! Einfach so. Und einfach wahr.

»Ich liebe dich!«

Erreichten ihn meine Worte? Die Angst in seinen Augen verschwand nicht ganz, wurde aber von einem anderen Ausdruck überlagert, der schwer zu beschreiben ist. Er klammerte sich an meine Hand, und ich sagte ihm, dass wir das schon schaffen würden. »Ja! Wir schaffen das!« Er war nicht allein. Ich war nicht allein. Wir waren zu zweit. Damit war er einverstanden. Gelöst legte er sich zurück.

***

Kurz darauf vermeldete Conte Hunger, und auch ich merkte, dass mein Magen sich langsam zu beklagen begann, weil ich ihn schon länger vernachlässigt hatte. Also machten sich Angela und Niko zusammen auf den Weg, um einzukaufen. In einem kleinen Laden, der sich im Eingangsbereich des Krankenhauses befindet, wurden sie fündig. Sie kamen beladen mit Tüten köstlicher Dinge zurück, und so veranstalteten wir ein Picknick mitten in der Notaufnahme. Es gab frische Himbeeren, Chips mit Dip und Sandwiche aller Art. Himbeeren mochte Conte besonders gerne, und es gelang mir kaum, eine zu ergattern. Die leicht latschigen Sandwiche erschienen mir unverdient köstlich. Richtigen Heißhunger hatte ich. Wir aßen und wir lachten. Wir lachten wegen der Himbeeren und aufgrund der scheußlichen Plastikstühle. Wir lachten einfach so. Irgendwie waren wir alle nur Teilnehmer in einem absurden Film mit einem unfreiwillig komischen Drehbuch.

Nachdem wir schon eine halbe Ewigkeit dort verbracht hatten, kam endlich der Arzt mit den Blutbefunden wieder. Was wir zu hören bekamen, war ganz und gar nicht komisch. Im Gegenteil. Der Ernst der Lage war auf einen Schlag wieder voll präsent. Und obgleich ich ruhig und gefasst zuhörte, legte sich doch eine kalte Hand um mein Herz. Ich sah zu Conte hinüber. Auch er wirkte gefasst. Was in seinem Kopf vor sich ging, kann ich nur erahnen.

Im Vergleich zum Blutbild der letzten Woche sei der Ammoniakspiegel ziemlich stark gestiegen, sagte der Arzt. Das deutete darauf hin, dass Contes Leber vollständig ihre Entgiftungsfunktion aufgegeben hatte – eine zu erwartende Phase bei Leberkrebspatienten im Endstadium. Es erklärte auch die Verwirrung, da die

Gifte sofort in das Gehirn steigen und dort die Funktion der Synapsen beeinträchtigen. Deshalb auch die verlangsamte Aufnahmefähigkeit, das Vergessen und Verwechseln von Wörtern. Ruhig und rational nahm ich die Informationen in mich auf. Den Stich, den mir das Wort »Endstadium« versetzte, ignorierte ich bewusst. Wir mussten nach vorne blicken.

Was war zu tun? Es gab ein Mittel, das die Entgiftungsfunktion übernehmen würde, Hepa-Merz; und Conte sollte für ein paar Tage im Krankenhaus bleiben, um wieder aufgepäppelt zu werden. Der Arzt hatte verstanden, dass die Schulmedizin Conte nicht mehr helfen konnte und er seine ganze Hoffnung auf die neue Studie von Ali Schay setzte. Alles, was sie machen konnten, war, ihm wieder zu Kräften zu verhelfen. Conte war ganz und gar nicht einverstanden damit, dass er im Krankenhaus bleiben sollte, aber gegen Angela und mich kam er nicht an. Also zogen wir wieder auf die Station 22 K, Angela verschwand zurück ins Büro, und Niko fuhr in die Karlsgasse, um ein paar Sachen für Conte zu holen. Er hatte Mami angerufen, und zu meiner großen Erleichterung hatte sie sich sofort auf den Weg von Prag nach Wien gemacht.

Da saßen wir nun. Wie Heimgekehrte. Die Station 22 K hatte bereits etwas Vertrautes. Das Gesicht der betreuenden Schwester leuchtete erfreut auf, als sie uns sah. Eine sonderbar anmutende Freude in Anbetracht des Grundes unserer Wiederkehr, aber dennoch herzerwärmend. Die erste Ladung Hepa-Merz bekam Conte mit der Infusion verabreicht, und seine Verfassung besserte sich merklich. Wir redeten ein bisschen. Conte erzählte, er sei am Dienstag in einer Therme gewesen. Ganz allein. Das warme Wasser habe ihm gutgetan. Es sei wunderschön gewesen, aber auch anstrengend. Mir schoss durch den Kopf, ob das vielleicht zum Absturz geführt hatte? Es war naheliegend.

Conte lag nicht allein im Zimmer, sondern mit einem alten, spanisch sprechenden Mann aus Venezuela. Er sah aus, als ginge er gut auf die achtzig zu, was aber auch an seiner Krankheit liegen konnte. Die Schwestern berichteten, dass dieser Mann am anderen Morgen früh um fünf nach Hause fliegen werde. Der alte Herr sah nicht so aus, als ob er in der Verfassung wäre, irgendwohin zu fliegen. Er gestikulierte und war eher verzweifelt, weil keiner mit ihm spanisch sprechen konnte. Er tat mir leid. Mit Händen und Füßen versuchte er der Schwester etwas klarzumachen, was aber nicht gelang. Er gab es dann auf und legte sich mit einem resignierten Gesichtsausdruck zurück. Seine Augen lagen versenkt in den Höhlen, und tiefe Falten zeichneten sein Gesicht. Er wälzte sich eine Weile unruhig von einer Seite auf die andere, wobei sein verrutschendes Nachthemd den Blick auf einen dürren, faltigen Körper preisgab. Schließlich schlief er mit einem leicht grunzenden Schnarchen ein.

Conte beachtete den alten Mann nicht weiter, sondern lag auf seinem Bett und starrte die Decke an. Eine weiße, sterile Krankenhausdecke. Was ihm in diesem Moment wohl durch den Kopf ging? Vielleicht blendete er auch alles aus und genoss einfach den Blick ins weiße Nichts. Ich hockte auf einem Stuhl neben seinem Bett. Nah genug, um seine Hand halten zu können. Wir schwiegen. Ich selbst war ausgelaugt. Müde. Leer. Auch weißes Nichts. Außer dem Schnarchen des alten Mannes und wenigen monotonen Maschinengeräuschen war nichts zu hören.

Plötzlich wandte Conte mir den Blick zu.

Mit ganz verhaltener Stimme meinte er: »Es tut mir leid ... so schrecklich leid.«

Ich sah ihn nur fragend an.

»Ich habe dir doch versprochen, am Leben zu bleiben.«

Ich schluckte ... wollte nichts mehr hören, sah ihn nur aufmerksam an.

»Kann sein, dass ich sterben werde.«

Das sagte er so. Und sah mich an. Ich wusste nicht, was ich erwidern sollte, und so nahm ich ihn einfach nur in den Arm.

»Ich habe große Angst.«

»Ich will leben. Ich will nicht sterben.«

»Ich will dich nicht verlassen ... auf keinen Fall.«

»Kann sein, dass ich mein Versprechen nicht halten kann.«

Er sah mich an. »Bleibst du auch da, wenn ich sterbe? Wirst du da sein, Isi?«

Das Blut schoss mir in den Kopf und pulsierte in meinen Ohren. Ich konnte nicht sagen, dass er an so was gar nicht erst denken sollte. Oder dass schon alles gut werden würde. Oder dass er noch uralt werden würde an meiner Seite. Keine Floskel wollte über meine Lippen kommen, kein Scherz den Ernst der Lage aufheitern. Ich konnte nur leise antworten:

»Ich werde da sein, Conte, auch wenn du stirbst. Versprochen!«

Ich versprach es ihm an diesem Mittwochabend. Auf Station 22 K. Neben einem schnarchenden alten Spanier. Wir hielten uns aneinander fest. Wir klammerten uns an den jeweils anderen und schöpften Kraft aus der Nähe und der Wärme.

Es war ein kurzer, ewig langer Moment.

Schließlich legte er sich zurück, ich legte mich neben ihn, und wir beteten. Wir legten ihn und mich und die nächsten Tage und Wochen in Gottes Hand.

Irgendwann dösten wir ein bisschen ein. Als die Schwester kam, schreckte ich auf, und auch Conte war wieder wach. Er wollte dann unbedingt Franzi anrufen, um ihm alles zu erzählen. Das war wichtig, und so taten wir es dann auch.

15.

Schwerelos im Nirgendwo

Wenig später kam meine Mutter an. Sie traf erst Niko in der Stadt, und gemeinsam mit meinem Bruder kam sie ins Krankenhaus.

»Was? Ne. Deine Mutter kommt doch nicht wirklich hierher – oder? Wegen mir?« Ungläubig hatte Conte mich angesehen. Ein freudiges Grinsen konnte er sich aber nicht verkneifen.

Als ich sie auf dem Krankenhausflur erblickte, lief ich einfach in ihre Arme und heulte mich ordentlich an ihrer Schulter aus. Der ganze Schrecken floss aus meinen Augen in ihre Jacke. Nichts ist dazu besser geeignet als die Schulter der eigenen Mutter. Conte strahlte, als er sie sah, und war ehrlich erstaunt, wie sie sich hatte einfach ins Auto setzen können, nur weil *er* im Krankenhaus lag. Ich zog ihn damit auf, dass meine Mami hier sei, um *mich* zu unterstützen ... das fand er genauso gut.

Wir mussten ihn am Abend im Krankenhaus zurücklassen: Neben seinem schnarchenden Zimmergenossen, den stetigen Tropf an seiner Seite. Aber irgendwie war das schon in Ordnung. Ich kann nicht sagen, warum, aber unser Gespräch hatte etwas Lösendes gehabt.

Mit der Zusicherung, am nächsten Morgen so früh wie möglich zurückzukommen, machten wir uns auf den Heimweg. Mami und ich brauchten an diesem Abend erst noch einen kräftigen Schluck Portwein, bei dem wir alles bereden konnten, bevor wir wie zwei Steine ins Bett fielen.

Am nächsten Morgen kamen wir kurz vor der Visite im Krankenhaus an. Der Zimmernachbar war tatsächlich mitten in der Nacht abgereist, und so hatte Conte zu seiner Freude das Bett am Fenster bekommen. Das Fenster stand weit offen. Jetzt hatte er das Zimmer für sich alleine. Kein Schnarcher mehr. Aus dem Fenster hatte man einen phänomenalen Blick über Wien, da sich Station 22 K, wie unschwer zu erraten ist, im 22. Stock befindet.

Weil das AKH Wien eine Uniklinik ist, kam nicht nur *ein* Arzt zur Visite, sondern gleich ein ganzer Haufen. Mehrere wissbegierige junge Gesichter ragten aus den schneeweißen Kitteln hervor. Alle hatten sie einen Block in der Hand, auf dem sie sich ab und zu Notizen machten. Ich kam mir vor wie in einer amerikanischen Arzt-Serie. Wäre im nächsten Augenblick George Clooney um die Ecke gebogen, um hastig irgendwelche Anweisungen zu geben – es hätte mich kaum gewundert. Der Chefarzt stellte Conte unzählige Fragen, und auch die Studenten durften ihn löchern. Conte nahm das alles mit stoischer Gelassenheit hin. Der Chefarzt war ein sehr netter, vertrauenerweckender Mensch, und Contes Krankheit war, weil sie so selten auftrat, eben sehr interessant für ihn.

Conte ging es wesentlich besser an diesem Morgen. Noch immer fehlten ihm manche Worte, aber schon hatte er mit dem Arzt besprochen, dass er entlassen werden könne. Das kam gar nicht in Frage! Da hatte er die Rechnung ohne mich gemacht. Was für ein Dickkopf. Ich hatte nur zu klar vor Augen, was beim letzten Mal geschehen war, als wir voreilig das Krankenhaus verlassen hatten. Das würde uns nicht noch mal passieren. Ich musste all meine Überredungskünste aufwenden, um Conte davon zu überzeugen, dass es wirklich besser sei, noch eine weitere Nacht zu bleiben. Die Infusionen taten ihm so gut, er hatte nach wie vor Durchfall, und ich war nicht bereit, ihn in drei Tagen wieder in die Notaufnahme zu schleppen. Nach einer längeren Diskussion willigte er ein, aber ich glaube, er tat es nur mir zuliebe. Julie schrieb später darüber: »Es ging ihm an diesem Tag wieder etwas besser, was ich hauptsächlich daran merkte, dass er sich ordentlich beschwerte. Scheiß Krankenhaus! Er will nach Hause. Wir einigten uns darauf, dass er Isi zuliebe noch eine Nacht bleiben würde. Er fand sich dabei sehr gönnerhaft.«

Mir war auch das recht – ich war einfach froh, dass er momentan in guten Händen war, und wollte es noch ein bisschen dabei belassen. Es wurde ein guter Tag. Wir machten einen Ausflug in die Cafeteria des Krankenhauses. Mami traf sich mit Angela, und Julie gesellte sich zu Conte und mir. Später ging ich mit Mami Mittagessen, und Julie und Conte unterhielten sich gegenseitig. Mami hatte lange mit Angela besprochen, wie jetzt vorzugehen wäre. Eins war klar: So wie bisher konnte es auf keinen Fall weitergehen. Es musste jemand her, der täglich zu Conte kam, für ihn kochte und nach ihm sah. Zusätzlich musste ein Arzt gefunden werden, der auch ins Haus kommen würde. Ich war sehr zufrieden, dass Mami diese Dinge so klar sah und anleierte. Angela und Mami waren einer Meinung, und Angela war fleißig auf der Suche nach geeigneten Personen. Contes Tanten hatten bei ihrem Besuch vor einigen Wochen ja bereits welche ausfindig gemacht, aber Alternativen wurden ebenfalls gesucht.

An diesem Tag kamen scharenweise Leute, um Conte zu besuchen. Alice mit einer Freundin und einer riesigen Sonnenblume, Valerie, Constantin und Niko. Die große Sonnenblume vom Naschmarkt brachte Licht in das Krankenzimmer. Es war den ganzen Tag ein heiteres Kommen und Gehen. Conte thronte wie ein Pascha auf seinem Bett und empfing seine Freunde. Mami, die in der Ecke saß und strickte, war unentschlossen und wusste nicht, ob sie wieder abfahren sollte oder ob sie noch gebraucht wurde. Das ruhige Klappern der Stricknadeln kontrastierte ihrer Unruhe. Als sie mit Papi telefonierte, schlug dieser vor, Conte und mich doch einfach einzupacken und mit nach Prag zu bringen. Ich war begeistert von der Idee, fand aber, Mami solle Conte selber fragen. Sie war die Hausfrau. Sie sollte ihn einladen. Das tat sie dann auch, und es war rührend, weil er sie gar nicht aussprechen ließ, sondern gleich sagte: »Ja! Ich komme mit! Gute Idee.«

Der Plan war für alle angenehm. Conte kam raus aus Wien – ein Tapetenwechsel würde ihm guttun – und Angela und Johannes hatten eine Woche Zeit, um alles so einzurichten, damit Conte ohne Probleme weiter bei ihnen wohnen konnte. Die Therapie hatte gerade Pause, und so stand dem Plan nichts im Wege. Ich musste tausend Dinge umorganisieren – schließlich war es mitten in der Prüfungsphase –, aber der Gedanke, hier rauszukommen, beflügelte meine Zunge, und zum Glück habe ich gute Freunde, die manches für mich übernahmen. Conte war von der Sorge erfüllt, ob er Angela und Johannes nicht zu sehr zur Last falle, und er hatte durch mich fragen lassen, ob es ihnen denn recht sei, dass er wiederkomme. Für Angela und Johannes war das keine Frage; sie hatten sich schon vor Monaten entschieden, dass Conte bei ihnen bleiben könne, und sei es bis zum Ende. Sie hatten sich bewusst gemacht, was das bedeuten könnte. In meinem Kopf kamen Worte wie Ende, Sterben, Tod, Leiden nur sehr peripher vor – ich musste mich auf das Leben konzentrieren, um weitermachen zu können.

Als Mami und ich nach dem Mittagessen wieder bei Conte ankamen, saß er zufrieden dreinblickend auf seinem Bett. Er hatte lustige Stunden mit Julie verbracht, zufriedenstellend gegessen und blickte mit guter Hoffnung in den Tag. Sein Kopf war wieder ganz klar, und er war froh, die Dinge wieder unter Kontrolle zu haben. Verständlich. Mami setzte sich wieder auf den Stuhl ans Fenster und begann zu stricken. Ich nahm am Fußende seines Bettes Platz. Als ich zufrieden seufzend meinte, jetzt brauchte ich nur noch was Süßes, schob er mir ein Päckchen zu. Er sah mich schmunzelnd an. Schokolade? Das Päckchen sah nicht danach aus. Ich wollte es nicht gleich öffnen, weil ich schon etwas Rührendes vermutete. In den letzten Tagen hatten meine Tränendrüsen mich allzu oft hintergangen. Schließlich öffnete ich es dann doch. Langsam wickelte ich das Papier fort.

Hervor kam ein reizender kleiner Rosenstock mit winzigen gelben Knospen. Eine der Knospen war schon aufgeblüht. Es duftete. Conte strahlte mich an. Meine Tränen blieben zum Glück drin, und ich musste ihn einfach küssen.

Er liebte Überraschungen dieser Art! Und ich liebte ihn!

***

Am Nachmittag fuhr Mami wieder nach Prag. Conte und ich wollten Freitag nachkommen, gleich nachdem er entlassen wurde. Danach kehrte etwas Ruhe ein, und da das andere Bett nicht belegt war, konnte ich darauf ein kleines Schläfchen machen. Ich döste halb ein, hörte aber immer noch, was um mich herum passierte. Conte wollte irgendeine Nummer herausfinden, und zu diesem Zweck wählte er eine seiner Tanten an. Er schimpfte leise vor sich hin, als *kein Anschluss unter dieser Nummer* aus dem Hörer schallte. Er muss sich wieder verwählt haben, denn sein Vater war plötzlich am Apparat. Ich hörte, wie Conte laut die Luft einzog. Und dann wieder ausstieß.

Seinen Vater hatte er schon lange nicht mehr gesprochen. Conte war merklich erstaunt, leicht überrumpelt, redete aber kurz mit seinem Vater. Als er wieder aufgelegt hatte, starrte er ein paar Augenblicke versonnen aus dem Fenster. Dann sah er mich an. Ich schlug die Augen auf. Er meinte, jetzt würde er seinen Vater am liebsten umarmen.

»Weißt du, Isi, seit Ostern kann ich zum ersten Mal seit langem positiv über meine Eltern nachdenken.«

Sein Vater hatte ihm am Telefon erzählt, dass er jeden Tag in sein Zimmer gehe, um für ihn zu beten. Ich dankte Gott mit stummer Stimme für seine unglaublichen Wege und ging meinerseits Conte umarmen. Es ist schwer zu beschreiben, aber dieses kurze Telefonat machte einen riesigen Unterschied für Conte. Er hatte mit seinem Vater gesprochen – ganz ohne Wut zu empfinden. Mehr noch. Er empfand Zuneigung. Der Riss in seiner Seele hatte begonnen zu heilen.

Wir wanderten dann noch mal ins Krankenhaus-café, was leider schon geschlossen hatte. Conte musste noch zum Bankomat, und während er mir den Rücken zukehrte, besetzte ich den Rollstuhl. Conte spielte mit und schob mich im Rollstuhl durch die langen Krankenhausflure.

»Puh ... nie wieder lass ich mich von dir schieben. Das ist ja sauanstrengend ...«, stöhnte er nach wenigen Metern. Aber lachend wehrte er ab, als ich aufspringen wollte. »Nein. Jetzt bist du mal an der Reihe!« Schwäche hin oder her. Hier ging es um seine Ehre.

Am späten Abend kamen Niko und Constantin noch mal vorbei, und wir bestellten Sushi. Conte aß für sein Leben gerne Sushi ohne Sojasoße. Die Krankenschwestern hatte Conte mit seinem Charme bereits so weit umgarnt, dass sie zwei Augen zudrückten und uns unseren Spaß ließen. Wir hatten also eine kleine asiatisch angehauchte Party spät in der Nacht im 22. Stock des AKH. Es war nach Mitternacht, als ich frohen Mutes das Krankenhaus verließ. In dieser Nacht schlief ich traumlos, tief und gut.

***

Am anderen Tag holte ich Conte im Krankenhaus ab, und anstatt uns gleich auf den Weg nach Prag zu machen, begaben wir uns in die Karlsgasse. Angela hatte für den Abend zwei potenzielle Pflegerinnen und einen Arzt ins Haus gebeten, und so blieben wir noch, damit Conte sie kennenlernen konnte. Ich hielt es für eine gute Idee, erst am Samstagmorgen zu fahren, aber Conte wollte davon nichts hören. Wie immer hatte er den Drang, aus der Stadt wegzukommen. Wir blieben also, packten aber schon mal Contes Auto, um dann schnell los zu können. Zwischendurch fuhren wir noch in die Stadt, um Betten für Conte zu testen. Es war klar, dass er nicht weiter oben im integrierten Stockwerk würde schlafen können, und so hatte er mit Johannes beschlossen, dass man ein weiteres Bett anschaffen werde. Doch dort, wo wir »Bedhopping« hatten machen wollen, gab es leider gar keine, und so kamen wir unverrichteter Dinge wieder zurück.

Auf dem Weg sprang ich noch schnell in die Apotheke und besorgte Hepa-Merz. Ich erschrak, weil es so teuer war und ich ja wusste, dass Contes Krankenkasse ihm nichts bezahlte. Aber was nötig war, war eben nötig. Ich hatte schon viele Tiraden gegen diese Krankenkasse gehört, die sich weigerte, irgendetwas zu zahlen, was mit der ihr unbekannten Therapie zusammenhing. Das war nicht leicht für Conte, hatte er doch viele Ausgaben nur für Medikamente. Zusätzlich ging er jede Woche zum Bluttest, und die Laborberichte waren auch nicht gerade billig.

Der Arzt, der sich am Abend vorstellte, gehörte dem »Hospiz auf Rädern« an. Das ist eine Gruppe von Ärzten und Krankenschwestern, die eine zusätzliche Palliativ-Ausbildung haben und speziell auf Hausbesuche eingerichtet sind. Der schon ältere Arzt hatte einen dichten grauen Bart und sehr sanfte Augen. Conte war gleich eingenommen von ihm. Der Arzt wollte nichts über seine Krankengeschichte wissen; seine einzige Frage lautete, ob Conte Schmerzen habe und was er dagegen tun könne. Das war Conte in seiner langen Geschichte mit Ärzten noch nie passiert. Als wir erzählten, dass wir eine Woche nach Prag reisen würden, gab er mir etwas Morphium für den Notfall mit. Die beiden Frauen, die sich vorstellten, schienen beide patent zu sein. Die eine war die Schwester des Masseurs, der Conte ein paar Mal massiert hatte, und ihre ruhige Art überzeugte ihn gleich.

Nachdem wir das hinter uns gebracht hatten, verabschiedeten wir uns herzlich von Angela und Johannes und machten uns auf den Weg nach Hause. Die vier Stunden Fahrt verflogen erstaunlich schnell. Na ja. Eigentlich nicht erstaunlich. Aber angenehm. Auf der Fahrt gerieten wir einmal kurz und heftig aneinander, weil Conte sein Hepa-Merz noch nicht genommen hatte. Ich war hin- und hergerissen. Ich hatte diese Angst, dass er wieder verwirrt werden könnte, und sein System der Medikamenteneinnahme war für mich unverständlich, wenn er denn eines hatte. Ich wollte mich jedoch nicht einmischen, weil er an diesem Punkt immer sehr energisch wurde, manchmal wütend. Es lag mir fern, ihm etwas vorschreiben zu wollen. Aber ich hatte eben Angst. Ich musste an den Randstreifen fahren und ihm von meinen Ängsten und meiner Sorge erzählen. Meine Stimme zitterte leicht. So erregt war ich innerlich. »Trink es endlich – es gibt einfach keinen Grund, zu warten.« Ungewollt heftig brachen diese Worte aus mir heraus. Conte sah mich an. Er runzelte die Stirn, hörte mir aber zu. Dann nickte er, verstehend. Er versprach, sich größte Mühe zu geben, seine Mittel regelmäßig einzunehmen.

»Ich meine das nicht so, wenn ich wütend reagiere. Ich habe auch Angst. Ich verstehe mich oft selbst nicht. Es ist gut, wenn du mich daran erinnerst, auch wenn ich ruppig werde.«

Das mit den Medikamenten war eben nicht einfach. Innerlich sträubte er sich, sie zu nehmen, gleichzeitig wusste er, dass es unumgänglich war.

Wir kamen spät an, aber Mami hatte auf uns gewartet. Conte zog ins Gästezimmer ein, und ich bezog ganz oben eines der Kinderzimmer. Glücklicherweise fanden wir eine gute Matratze für seinen Rücken, so dass er die erste Nacht ruhig und tief schlief. Die Woche zu Hause war wahrscheinlich eine der schönsten, die wir zusammen hatten. Es war so vertraut mit ihm, fröhlich und sehr, sehr unbeschwert. Agnes und Ida genossen unseren unerwarteten Besuch. Ich arbeitete zwischendurch an einem Referat, welches ich am kommenden Samstag zu halten hatte. Wir jubelten bei der Europameisterschaft, als meine Landsleute die Deutschen aus dem Rennen schossen. Mein tschechischer Patriotismus beschränkt sich allerdings auf Fußball und Bier. Als ich einmal hinunterkam in den Salon, hatte Conte Ida dazu gebracht, lauter kleine Deutschland-Fähnchen zu basteln. Frech! Schnell musste sie auch noch ein paar tschechische fabrizieren, und am Abend saßen wir jubelnd vor dem Fernseher. Conte hatte wirklich einen schweren Stand, weil er als Einziger die Deutschen unterstützte.

Wir unternahmen nicht viel. Jeden Tag machten wir einen kleinen Spaziergang, lagen stundenlang im Salon oder in seinem Zimmer, und wir redeten, redeten und redeten. Manchmal schwiegen wir auch einfach – je nach Stimmung, Lust und Laune. Meine Eltern bekamen diesmal mehr Gelegenheit als an Ostern, Conte kennenzulernen. Da legte er auch großen Wert drauf. Er wollte einen guten Eindruck hinterlassen. Es ist ihm gelungen. Er war gesprächig, offen und gut drauf. An einem Tag fuhr er allein mit meiner elfjährigen Schwester Agnes in ein Einkaufszentrum, um etwas zu besorgen. Das ging alles wunderbar. Am Sonntag kam der Pfarrer der Deutschen Gemeinde, brachte ihm Kommunion und die Krankensalbung. Ich war sehr beeindruckt von der Krankensalbung. Es war nicht das erste Mal, dass ich eine miterlebte, aber die Texte, die ganz auf das Leben ausgerichtet sind, waren mir nie so bewusst geworden.

Am Dienstag fuhren wir ins *Canadian Medical Care Centre*, unsere ärztliche Versorgung vor Ort. Conte musste eine Blutuntersuchung für Ali Schay machen, und sicherheitshalber bekam er auch noch eine Infusion mit Flüssigkeit. Er war restlos begeistert von der Krankenschwester, die ihn so stach, dass er rein gar nichts spürte. Es war wohl unser fröhlichster Besuch bei einem Arzt.

Mittwoch ging ich allein mit meinem Vater zum Mittagessen. Wir besprachen viel, und mein Vater hatte dann die Idee der Generalbeichte. Er meinte, dass er selbst eine solche an entscheidenden Weggabelungen seines Lebens ablegen würde. Eine Generalbeichte gehe weiter zurück und sei auch mehr ein tiefes Gespräch als eine normale Beichte. Ich wusste, dass Conte irgendwann beichten wollte, und so hielt ich es für eine gute Idee, als Papi meinte, Pfarrer Otte wäre in der Stadt und würde bestimmt auch ins Haus kommen. Pfarrer Otte ist ein mit uns befreundeter Priester, der früher die deutsche Gemeinde in Prag geleitet hatte.

Noch am selben Abend schlug ich die Idee Conte vor. Er reagierte erst abweisend. »Das ist mir alles zu viel, weißt du?!« Er habe im Krankenhaus mit der Seelsorge geredet und jetzt genug davon. Ich antwortete nur, er könne es sich ja noch überlegen, und bedrängte ihn nicht weiter. Es lag nicht in meiner Absicht, ihn zu beeinflussen. Es dauerte keine fünf Minuten, bis er an mich herantrat und sagte: »Na, dann mach ich es halt mit dieser Generalbeichte.« Es klang zögerlich. Aber als ich einwandte, mir zuliebe müsse er das nicht machen, entgegnete er vehement: »Ich will es ja machen!«

***

In der Nacht von Mittwoch auf Donnerstag schreckte ich hoch, als plötzlich jemand an meinem Bett stand. Es war Conte. Ich setzte mich alarmiert auf, als ich das Licht andrehte und ziemlich viel Blut erkannte. Conte hatte starkes Nasenbluten. Er hielt sich ein Taschentusch an die Nase, war blutüberströmt und schwankte leicht. Er hatte über eine Stunde versucht, es selbst unter Kontrolle zu bringen, stammelte er. Erst als er das erste Mal einen ganzen Klumpen Blut ausspucken musste, lief er die Treppen hinauf an mein Bett. Wie durch einen Nebel hörte ich seine Worte. »Es hört einfach nicht auf, Isi.« Ich war noch kaum richtig aufgewacht, und alles, was ich sah, war Blut. Ein Alptraum? Nein. Leider Wirklichkeit.

Ich schüttelte die Schlaftrunkenheit ab, führte ihn dann schnell ins Bad und holte sofort meine Mutter. »Schnell, Mami – Conte hat Nasenbluten, und es hört nicht auf.« Meine Mutter, gelernte Kinderkrankenschwester, wusste schnellen Rat, und nach fünf Minuten war der Blutstrom versiegt. Das war ein ganz schöner Schreck. Über eine Stunde war das Blut aus seiner Nase geflossen – sein ganzes Bad sah aus, als wäre es ein Schlachthof. Und er war extrem erschöpft. Kein Wunder. Wie viel Blut konnte in einer Stunde aus einer Nase fließen? Mussten wir ins Krankenhaus?

Wir entschieden uns gegen das Krankenhaus, aber aus Angst, es würde noch mal losgehen, legten wir ihn in mein Bett, ich mich daneben. Verzweifelt auflachend meinte Conte, dass er es sich nicht so vorgestellt hätte, mit mir einzuschlafen. Ich konnte ihm nur zustimmen, musste aber auch lachen, weil die Situation wirklich absurd war.

Wir lagen in meinem Bett, sein T-Shirt voller Blut, ich hielt ihm einen Lappen an die Nase, und an Schlaf war gar nicht zu denken. Das Lachen entspannte jedoch, die Nase tat wieder, was sie sollte, und so schliefen wir dann schließlich erschöpft ein. Ein paar Stunden später wurde ich wieder wach. Die Matratze war zu schmerzhaft für ihn, und so zogen wir, mit Decken und Kissen beladen, nach unten. Schließlich legte er sich ins Fernsehzimmer und ich mich auf einen Sessel daneben. Er wollte mich immer ins Bett schicken, meinte, ich müsse doch morgen noch an meinem Referat arbeiten, aber ich dachte gar nicht daran – es gab wirklich Wichtigeres im Leben als blöde Referate, und das sagte ich ihm auch! Am Morgen schlief Conte lang und gut, und die Welt sah wieder rosig aus.

***

Pfarrer Otte kam Donnerstagnachmittag, kurz bevor wir uns wieder auf den Weg nach Wien machen mussten, und die beiden sprachen über eineinhalb Stunden miteinander. Conte war begeistert und zufrieden und Pfarrer Otte nahm ihn zum Abschied spontan in die Arme, was beide wohl sehr ergriff. Am Nachmittag kam noch mein kleiner Bruder Wenzel aus Irland wieder. Kleiner ist er wahrlich nur an Jahren – er war fast so groß wie Conte. Conte machte es großen Spaß, ihn noch kennenzulernen. Er erzählte mir dann später im

Auto, es käme ihm so vor, als würde er ihn schon lange kennen.

Wir mussten Donnerstag zurück nach Wien, weil ich Freitag und Samstag Blockseminar hatte. Mein Referat war, mit Contes Druck im Rücken, zum Glück fertig geworden. Als wir nachts bei Angela und Johannes ankamen, trafen wir nur Constantin an, der auf Mäuffi aufpasste – die beiden waren ausgegangen. Es ist immer gut, Constantin zu sehen – er erfreut das Herz. Ich fuhr relativ schnell in meine Wohnung, da mein Seminar Freitag ziemlich zeitig losging. Es war mühsam, heiß, und die vielen Referate, die das Seminar füllten, rauschten an mir vorbei wie ein Fluss. Aber Pflicht ist Pflicht. Leider konnte ich schwer entrinnen.

***

Erst am Samstagabend trudelte ich wieder bei Conte ein. Einmal mehr traf ich auf Constantin. Er passte mal wieder auf seine kleine Cousine auf. Er saß mit Conte zusammen auf dem braunen Sofa, und sie diskutierten über irgendetwas. Mit ausladenden Handbewegungen versuchte Constantin gerade irgendeinen Punkt zu unterstreichen. Conte hatte sichtlich Spaß an dem Gespräch. Er lachte mir zu. Constantin war auf dem Sprung, um in die Vorabendmesse zu gehen, und da ich am Sonntag beim Catering arbeiten würde, entschied ich mich spontan, ihn zu begleiten. Conte drängte mich auch dazu, weil ich sonst nur unruhig wäre. Er hatte recht. Nach zwei intensiven Tagen in der Uni hatte ich ziemliche Hummeln im Hintern, die sich allerdings während der Messe brav verabschiedeten.

Ruhig geworden, kehrte ich zu Conte zurück. Ich

weiß nicht mehr, über was wir geredet haben – Belanglosigkeiten. Hätten wir gewusst, dass es unsere letzten normalen gemeinsamen Stunden waren – hätten wir uns anders verhalten? Wahrscheinlich nicht. Es ist gut, dass man nicht in die Zukunft sehen kann. Man wäre nicht in der Lage, den Augenblick zu genießen.

Wir schauten uns einen Film an, und Conte wickelte mich in seinen Bademantel, weil mir so kalt war. Ich gähnte. Er spielte mit seiner Kamera herum, erzählte, er habe mit Franzi telefoniert, der mir Grüße ausrichten ließ. Es war ein gemütlicher, unaufregender, ganz normaler Abend. Ich war so müde, dass Conte mir schließlich ein Taxi rief. Irgendwoher hatte er Zehn-Euro-Taxi-Gutscheine bekommen, und er schenkte mir einen. Ich sehe ihn noch, wie er mich auf die Straße begleitete, bekleidet mit Johannes' weitem, weißem Bademantel. Groß und dünn und mit Lachfältchen um die Augen. Ich küsste ihn, schlüpfte ins Taxi und fuhr davon.

16.

Alles auf Anfang

Ich schrak hoch. Das Telefon klingelte. Mühsam musste ich mich erst orientieren, bis ich schlaftrunken mein Handy lokalisierte. Ich war, nach einem vierzehnstündigen, anstrengenden Arbeitstag beim Catering, todmüde erst vor wenigen Stunden ins Bett gefallen und ärgerte mich, dass ich vergessen hatte das Handy auszuschalten. Ich überlegte kurz, ob ich das jetzt nachholen, mich einfach umdrehen und weiterschlafen sollte. Ein verlockender Gedanke. Wenn es etwas Wichtiges war, würde der Anrufer sich später wieder melden.

Dann ging ich doch ran.

Es war Johannes. Es durchfuhr mich schockartig. Johannes. Ich war bereits alarmiert, als er sich meldete. Er hatte mich noch nie angerufen. Was war passiert? Warum rief er mich an? Er sagte nur, dass Conte am Morgen zusammengebrochen sei: »Es sieht nicht gut aus. Er ist nicht bei Bewusstsein.«

»Ich bin in einer halben Stunde da«, war alles, was ich herausbrachte. Schlagartig fiel jede Müdigkeit von mir ab. Ich war hellwach. Ich reagierte schnell, mechanisch. Mein Körper stellte auf Automatik. Ich duschte, zog mich an, fuhr sofort los. Meine Gedanken waren wie in Watte gepackt. Mein Herzschlag ging ruhig. Zu ruhig. Was in diesen Minuten in mir vorging, ist schwer in Worte zu fassen. Kaum war ich aus dem Haus, rief mein Bruder Niko an. Johannes hatte ihn informiert. Ich konnte kaum sprechen. In dem Moment, wo ich die vertraute Stimme hörte, schnürte mir Angst die Kehle zu. Die Tram schien Stunden zu brauchen. Wie im Nebel zogen die Häuser am Wiener Ring an mir vorbei. Niko rief Julie an. Sie hatte den näheren Weg und war bereits bei Conte, als ich in der Karlsgasse ankam.

Bis zu dem Augenblick, in dem ich sein Zimmer betrat, war alles in mir automatisch abgelaufen. Da lag er. Ganz bleich. So dünn. Mit offenen Augen. Mit offenem Mund. Schwer atmend. Ohne Bewusstsein. Meine Anspannung löste sich in ein lautes Schluchzen auf. Julie hielt mich ganz fest. Ich war froh, mich an sie klammern zu können. Es schüttelte mich. In dem Moment, in dem ich in Tränen ausbrach, drehte Conte den Kopf in meine Richtung. Es war die erste Reaktion, seit er zusammengebrochen war.

Er hatte mich gehört. Er wusste, dass ich da war. Unendliche Erleichterung durchströmte mich.

***

Nach wie vor war Conte aber nicht richtig bei uns. Gefangen in sich selbst. Wahrscheinlich hörte er alles, was um ihn herum passierte, unfähig, Einfluss zu nehmen. Nur langsam realisierte ich, dass auch Angela, Johannes und Niko ins Zimmer gekommen waren. Johannes rief die Ärztin an und erklärte, was passiert war. »Könnte ein epileptischer Anfall gewesen sein.« Ein epileptischer Anfall? Einfach so? Das kam mir sehr abwegig vor. Er hatte noch nie einen gehabt. Ich rief Haydy an. »Ein epileptischer Anfall? Kann ich nicht glauben! Wahrscheinlich hat er sein Mittel nicht genommen.« Er musste dieses Mittel nehmen, das für die Entgiftung seines Körpers sorgte – eine Funktion, die seine tumorzerfressene Leber nicht mehr übernehmen konnte. Ich rief also erneut die Ärztin vom »Hospiz auf Rädern« an und besprach mit ihr die Situation. Sie hielt es für hoffnungslos, das Mittel zu geben. Es kam mir so vor, als habe sie Conte bereits aufgegeben. Nein. Nicht mit mir. Ich ließ nicht locker. Ich wusste, Haydy hatte recht. Conte musste sein Mittel bekommen. Auf mein Drängen hin kam nur wenig später die Ärztin und legte Conte eine Infusion – *mit* dem Mittel.

Wir saßen an seinem Bett – Julie, Niko und ich. Mein Blick wanderte von meinem Bruder zu meiner Freundin und zurück zu Contes fahlem Gesicht. Die beiden anderen lächelten mir zu. Aufmunternd. Unsicher. Mit so einem typischen Lächeln, dem man ansieht, dass der Lächelnde nicht weiß, ob er wirklich Mut machen darf. Es gab nichts zu tun. Wir konnten nur warten. Warten, dass das Mittel anschlug. Warten und hoffen. Unfähig, mit der Situation selbst fertig zu werden, beteten wir einen Rosenkranz. Das sich immer wiederholende Gebet hatte eine beruhigende Wirkung. Wir haben auch gesungen – das »Vater Unser«, Kanons! Ich war ganz sicher, dass Conte uns hörte. Ich beobachtete sein Gesicht. Kam Leben in die Augen? Bewegte er seinen Mund? Veränderte sich seine Atmung? Ich hielt seine Hand. Immer auf einen Gegendruck wartend, eine Reaktion, ein Aufwachen.

Wenig später kam Alice vorbei. Die Nachricht von seinem Zusammenbruch hatte sich wie ein Lauffeuer verbreitet. Alice brachte wieder mal eine wunderschöne Sonnenblume vom Naschmarkt mit. Wir stellten sie in eine Vase ans Ende vom Bett, so dass Contes Blick darauf fallen musste, wenn er aufwachte. Alice war erschüttert von seinem Anblick. Ich konnte es gut nachempfinden. Der Anblick musste jedem ans Herz gehen. Ich ließ sie an Contes Bett sitzen und verließ kurz den Raum. Ich war keine fünf Minuten draußen, als ich Alice rufen hörte:

»Isi, Isi – schnell.«

Alices Stimme klang ganz aufgeregt, und ich flog geradezu zurück an sein Bett. Ihr Rufen hätte ja alles bedeuten können. Erschrocken beugte ich mich über ihn. Conte war aufgewacht. Seine Augen waren offen. Und sie waren klar. Er konnte nicht sprechen, aber er blickte mich an. Mich eindeutig erkennend schaute er mir in die Augen.

Ich zitterte. Das Warten war vorüber. Er war wieder bei uns. Er war zurück.

***

Am Nachmittag kam sein Bruder Franzi an. Er hatte, nachdem er die Nachricht vom Zusammenbruch seines Bruders erhalten hatte, den nächsten Flieger aus Hamburg genommen – hatte gut und schnell entschieden, dass er an seiner Seite sein müsse. Johannes hatte Franzi am Telefon auf die Situation vorbereitet. Es war für ihn eine positive Überraschung, dass Conte wieder bei Bewusstsein war. Am selben Abend entstand eine heitere, fast ausgelassene Stimmung. Wir saßen alle in Contes Zimmer, lachten und alberten herum. Conte kam endgültig zu sich. Er erkannte uns alle. Franzi stand direkt am Fußende des Bettes. Als Conte seinen Bruder erblickte, war seine Freude besonders groß. Niemand kann Familie ersetzen.

Schließlich hatten wir alle Hunger, und Conte aß dann sogar zwei Teller Spaghetti. Wer solchen Hunger hatte, dem konnte es nicht so schlecht gehen. Das Mittel hatte ganz offensichtlich seine Wirkung getan, denn selbst wenn Conte noch etwas verwirrt war, so war er doch auf dem besten Wege, wieder der Alte zu werden! Das mit den Spaghetti war dann wohl doch keine so glänzende Idee. Niko hatte die ungnädige Aufgabe, die Nudeln wenig später im erbrochenen Zustand wieder in Empfang zu nehmen. Aber auch das trübte unsere Stimmung nicht. Zu glücklich waren wir darüber, dass Conte auf dem Weg der Besserung war. Mit jeder Minute hatte er sich mehr unter Kontrolle – ärgerte sich bereits wieder über Kleinigkeiten. Dennoch war das Erbrechen wohl das erste Anzeichen: Sein Magen wollte nichts mehr annehmen. Sein Körper bereitete sich bereits auf den Abschied vor. Wir hätten es erkennen können. Unbewusst verschlossen wir die Augen vor der Wahrheit. Ich ganz bestimmt. Wir wollten und konnten uns noch nicht mit dem Gedanken auseinandersetzen, dass es zu Ende gehen könnte.

***

Franzi war später am Abend ziemlich am Ende mit seinen Nerven. Wer hätte es ihm verübeln können? Schließlich ging es um seinen einzigen Bruder. Die Schwere der Lage war langsam zu ihm durchgesickert. Angela hatte ein offenes Ohr und stützende Arme für ihn bereit. Er weinte bitterlich. Und er redete. Das war gut so.

Spät in der Nacht reiste dann noch Martin an. Martin war Contes etwa zwanzigjähriger Cousin, Marias

Bruder. Er kam an, und sein Strahlen erfüllte die ganze Wohnung. Er war so aufgeschlossen, lustig und erfrischend, dass mir das Herz aufging. Es war wirklich reizend, weil Martin sich als echter Conte-Fan herausstellte. Conte muss für ihn immer ein wirklich cooler, großer Cousin gewesen sein, den er sehr verehrte. Und daraus machte Martin, mit seinem hellen Gesicht und den blitzenden blauen Augen, auch keinen Hehl. Somit war das Kern-Team komplett, denn Franzi, Martin und ich sind dann bis zum Ende durchgehend bei Conte geblieben.

Die erste Nacht, von Montag auf Dienstag, schlief ich in Contes Zimmer. Das obere Bett war schließlich ungebraucht, und so konnte ich ohne Probleme bleiben. Es war unvorstellbar, etwa zurück in meine Wohnung zu fahren. Johannes und Angela fanden es ganz selbstverständlich, dass ich blieb. Gar keine Frage. Es war eine unruhige Nacht, und Conte hielt mich ganz schön auf Trab. Aber jede Bewegung, jeder Schritt, den er machte, ließ mein Herz hüpfen. Mehrmals wollte er aus eigener Kraft das Bad benutzen. Einmal musste ich Franzi wecken, da ich nicht die Kraft hatte, Conte allein wieder ins Bett zu bringen. Die Kommunikation war nicht ganz einfach, da die starke Verwirrtheit noch nicht wieder abgeklungen war. Conte hatte, seit ich ihn kenne, versucht, alles aus eigener Kraft zu schaffen. So auch jetzt. Trotz großer Schwäche mühte er sich alleine aufs Klo, und einmal fiel er dabei sogar schwer aus dem Bett. Aber er versuchte es immer wieder. Von Aufgeben oder Resignation keine Spur. Einen Kämpfer wie ihn habe ich noch nie getroffen!

***

»Heute ist ein guter Tag«, war so etwas wie Contes Leitspruch. Er hatte ein komisches kleines rotes Kärtchen mit diesem Spruch darauf, das er überall hin mitnahm. Jetzt stand der Spruch deutlich sichtbar auf dem Fernseher, der in der Ecke des Zimmers stand. Es zeugte von seiner überaus positiven Einstellung zum Leben. Der Dienstag war tatsächlich ein guter Tag. An diesem Dienstag versetzte Conte erst einmal die Ärztin in helles Erstaunen, weil er aufrecht im Bett saß, als sie kam. Sie hatte stark angezweifelt, dass das Mittel etwas ausrichten würde. Ich vermute, jetzt glaubt auch sie an Wunder. Conte war eigentlich gut drauf – schwach, aber anwesend. Leider sagte er häufig andere Dinge, als er meinte, wie wir es beim ersten Zusammenbruch bereits erlebt hatten. Er musste dann regelmäßig lauthals »Och menno – warum versteht mich denn keiner« von sich geben.

Es war schrecklich, zu sehen, wie er sich seines verwirrten Zustandes voll bewusst war. Manchmal konnte er die Tränen der Verzweiflung nicht zurückhalten. Er stellte mir beständig irgendwelche Fragen:

»Warum ist das jetzt so? Warum brauche ich einen Tropf? Warum muss ich im Bett liegen?« Fragen in endlosen Schleifen. Meine Erklärungen konnte er nicht verstehen. Sie erreichten ihn nicht. Durch die Giftstoffe, die in sein Hirn drangen, fiel es ihm unglaublich schwer, die Informationen richtig zuzuordnen. Man sah ihm jedoch an, dass er verzweifelt einen Weg aus diesem Irrgarten heraus suchte. Er wusste, dass es eigentlich schneller gehen sollte, dass er verstehen sollte. Aber es ging einfach nicht. Frustrierend. An diesem Tag strapazierte er unsere Nerven sehr!

»Mensch, Franzi – ich bin doch nicht bescheuert«,

war ein Satz, den sein Bruder öfter über sich ergehen lassen musste, weil er ihm in großer Fürsorglichkeit mal wieder bei irgendetwas helfen wollte! Das führte dann dazu, dass Conte es selbst versuchte, nur um dann doch die Hilfe annehmen zu müssen. Leider hatte Conte schrecklichen Durchfall, und so waren die Gänge zum Klo immer eine recht überraschende und schnelle Aktion – mit Waschen und Boxershortswechseln und so weiter. Es kann ihm nicht leichtgefallen sein, so sehr auf Hilfe angewiesen zu sein. Er nahm sie auch erst dann an, wenn das Malheur bereits passiert war – dann allerdings stoisch!

***

Ein Priester, ein Freund von Angela und Johannes, kam am Nachmittag und brachte Conte die heilige Kommunion und spendete ihm die Krankensalbung. Er hatte sich das ausdrücklich gewünscht. Nie habe ich seine Augen so leuchten gesehen als dann, wenn er Jesus in der heiligen Kommunion empfangen hat. Er war ganz geordnet und ausgerichtet in diesem Moment. So klar und bewusst zu wissen, welche Gnade einem in diesem Sakrament geschenkt wird – wie schön!

Es kamen sehr viele Leute, um bei ihm reinzuschauen. Beinahe alle Freunde, die Conte in Wien gewonnen hatte, statteten ihm einen Besuch ab. Kaum hatte die Tür sich hinter Alice geschlossen, kam Constantin vorbei, dann Valerie usw. Ständig war Trubel in seinem Zimmer, so dass Conte nicht wirklich zur Ruhe kam. Dennoch genoss er es. Ich fuhr Dienstagnachmittag, nachdem der Priester wieder gegangen war, kurz in meine Wohnung, um ein paar Sachen zu packen. Mir war klar, dass ich die nächsten Tage in der Karlsgasse bleiben würde. Ich wurde allerdings schon nach einer halben Stunde ganz nervös und zappelig. Meine zukünftige Schwägerin Theresa hatte mir noch ihre neue Wohnung zeigen wollen. Chancenlos. Ich konnte mich einfach nicht darauf konzentrieren. Ich konnte es ja nie sehr gut lange ohne Conte aushalten. Ein starker Antrieb zog mich einfach zu ihm zurück. Ich konnte und wollte nicht länger von ihm getrennt sein. Jede Faser meines Körpers sehnte sich nach ihm, sobald ich sein Zimmer verlassen hatte. Ahnte ich etwas? Oder war dieses Sehnen in mir, das mich seit unserem ersten Treffen in seine Nähe getrieben hatte?

Ich machte für Mittwoch um 13 Uhr einen Termin für die Therapie aus. Da war Conte sehr klar in seiner Entscheidung. Durch alle Verwirrung hindurch schien er diesen Gedanken klar greifen zu können: Wir fahren hin! Die Therapie war ihm so wichtig. Sie gab Hoffnung.

Am Abend rief eine Freundin an, und ich bin mit ihr um den Häuserblock gegangen. Wir stiegen in den Garten vom Schwarzenbergpalais ein. Obwohl ich zu Conte zurückwollte, tat es mir unglaublich gut, einfach ein bisschen zu reden und zu laufen. Die frische Luft und die Bewegung taten das ihre. Auch wusste ich Conte ja in guten Händen. Bevor ich gegangen bin, hielt er mich noch zurück und fragte verunsichert:

»Du kommst wieder, oder?«

Natürlich kam ich zurück! Wie konnte er daran zweifeln?

Die nächste Nachtwache übernahm Martin. Contes Cousin war völlig unbefangen und ging locker und direkt mit Conte um. Das gefiel ihm. Eigentlich hatte Franzi die Nachtwache übernehmen wollen, aber er war so müde, dass daran nicht zu denken war. Die Nacht war wieder unruhig, und dementsprechend tief schlief Conte am nächsten Morgen. Ich wurde unglaublich nervös, weil die Ärztin am Mittwoch nicht rechtzeitig kam. Wir hatten den Termin bei der Therapie und mussten los. Conte sollte das Lebermittel also trinken, anstatt es intravenös zu bekommen, was er, ohne zu zögern, tat. Wir haben dann Angelas Auto geliehen, was ein Glück war, weil es eine Klimaanlage hatte und es ein sehr warmer Tag war. Ich musste fahren und war deshalb nicht in der Lage, nach Conte zu sehen. Er saß auf dem Beifahrersitz. Franzi saß direkt hinter ihm und hielt seinen Kopf, weil er immer wieder wegdämmerte. Plötzlich rief Franzi laut und eindringlich zweimal den Namen seines Bruders.

»Conte! Hey Conte!«

Ich zuckte zusammen. Mein Blick irrte von der Straße zu Conte und zurück. Ich konnte keine Veränderung erkennen. Was war passiert? Franzi hatte Contes Puls nicht mehr gesehen, der sonst immer deutlich an seiner Halsader zu beobachten war. Der Schreck fuhr ihm in die Glieder.

»Ist ja gut, man muss ja nicht immer was sagen«, brummte Conte mit leicht entnervtem, trockenem Ton. Bebend, aber erleichtert konzentrierte ich mich wieder auf die Straße. In Gramat-Neusiedel angekommen, mussten wir etwas warten. Contes armer Körper schien überall zu schmerzen. Alles tat ihm weh. Jede Bewegung wurde zur Qual. Wir begleiteten ihn alle mit hinunter in die Kugel. Franzi und ich stützten Conte rechts und links, da er nicht die Kraft hatte, alleine zu gehen. Er wollte dann gerne, dass einer von uns bei ihm bleibt, aber der Arzt meinte, es wäre besser, wenn wir ihn diesmal verlassen würden. Die Wirkung sei dann stärker. Also gingen wir den schneckenförmigen Gang wieder nach oben. Mir war das Herz schwer, weil ich Conte nur sehr ungern dort allein zurücklassen wollte. Nur zu gut erinnerte ich mich an die Finsternis. Die Stille. Wie ein Grab, schoss es mir durch den Kopf. Energisch schüttelte ich den Gedanken ab. Schluss damit!

Die Stunde verflog schnell, weil wir uns intensiv mit Ali Schay besprachen. »Patient leben ist gut – wenn Patient nicht leben auch gut«, war der Spruch des Doktors, der uns doch eher mit Sorge erfüllte. Nach der Therapie war Conte extrem erschöpft. Wieder in der Karlsgasse angekommen, schlummerte er sogleich tief und fest ein. Zum ersten Mal seit dem Zusammenbruch hatten wir das Gefühl, dass er wirklich gut schlief. Die Unruhe war von ihm gewichen. Sein Atem ging normal. Richtig entspannt sah er aus. Den Moment der Ruhe nutzend, legte ich mich aufs Sofa neben dem Bett, und die Erschöpfung führte auch bei mir zu einem sofortigen Tiefschlaf. Auch ich hatte schließlich seit Tagen kaum ein Auge zugetan. Es hatte etwas unglaublich Beruhigendes, seinem Atem zu lauschen.

***

Irgendwann spät am Abend kam dann noch einmal die Ärztin vorbei. Sie erklärte mir alles, was ich in Zusammenhang mit der Infusion wissen musste, damit wir nicht so abhängig von ihrem Kommen waren. Danach konnte ich dann eigenständig neue Flaschen anhängen, seine Vene durchspülen und alles Weitere selber machen. Das beruhigte mich, denn so konnte ich ihm jederzeit helfen, und das nervöse Warten auf die Ärztin fiel weg.

Am Mittwochabend ging ich mit Theresa zu einem Gebetskreis, der einmal die Woche in Wien nahe dem Stephansdom stattfand. Conte fand es zwar mehr als unnötig, dass ich wegging, aber das Gebetstreffen konnte er akzeptieren. Ich solle für ihn beten, sagte er. Dort angelangt, überkam mich ein heftiger Heulkrampf. Ich hatte mich auf den Boden gesetzt. Die anderen um mich herum sangen und beteten. Die Anspannung, der wenige Schlaf und das ständige Bangen um seinen Zustand hatten mich doch mehr mitgenommen, als ich bemerkt hatte. Ich schlang die Arme um meine Knie, legte den Kopf darauf und ließ meinen Tränen freien Lauf. Die ganze Verzweiflung über Contes Zustand stieg in mir hoch, brach aus mir heraus. Und ich war froh, dass niemand mich ansprach. Ich hätte in diesem Augenblick keine Berührung ertragen. Doch dann geschah etwas Wunderbares: Als das Allerheiligste, das der Priester durch die Reihen der Betenden trug, zu mir kam, da bat ich Jesus innig, doch bitte mit mir zu Conte zurückzugehen. Und in der Stille des Augenblicks konnte ich ganz deutlich in mir hören, wie Jesus mir antwortete: »Ich brauche doch nicht mitkommen, Isi. Ich bin längst dort.«

In diesem Moment war mir eine Last von den Schultern genommen, von der ich mir nicht einmal bewusst gewesen war, dass ich sie trage. Das Wissen, dass mein Conte in den besten Händen und der fürsorglichsten Gegenwart war, die es gibt, verlieh mir eine herrliche innere Ruhe. Ähnlich wie bereits an Ostern, bekam ich so die Nähe und Liebe Gottes ganz deutlich und unmissverständlich zu spüren. Hätte Jesus von hinten die

Arme um mich gelegt – es hätte nicht fühlbarer sein können.

Meine Tränen versiegten, und danach war ich sogar gemütlich mit Theresa und Kinga, die zu uns gestoßen war, ein Eis essen. Martin, Franzi und Conte saßen vorm Fernseher, als ich zurückkam. Sie hatten bereits begonnen, das Fußballspiel zu schauen. Conte saß aufrecht in seinem Bett, die Kissen gemütlich in den Rücken gestopft. Die Verwirrtheit war weitgehend gewichen, und er konnte dem Spiel ohne weiteres folgen. Er hatte sichtlich Spaß daran. Ich musste lachen, als ich die drei Männer da so sitzen sah. Wie kleine Buben. Ich setzte mich zu Martin und Franzi aufs Sofa, und es wurde noch ein sehr vergnüglicher Abend – voller Tore!

***

Franzi übernahm dann die nächste Wache an Contes Seite. Das war wohl die erste Nacht, in welcher Franzi ganz gut durchschlief. Denn Conte war so erschöpft von der Therapie, dass er sich kaum rührte. Eigentlich war es viel anstrengender, im Nachbarzimmer zu schlafen, da man bei jedem Geräusch hochschreckte, im Glauben, er brauche Hilfe.

Der Donnerstag war ein sehr voller Tag. Ein Ereignis jagte das nächste. Wie in einem Film, in dem die Sequenzen zu schnell und zu nah aneinandergeschnitten wurden. Ich hatte Conte erzählt, dass meine Mutter kommen würde. Er freute sich wahnsinnig darüber, konnte es gar nicht recht glauben. Sie kam zu unserer großen Freude dann auch tatsächlich am Nachmittag an!

Ich erhielt in der Früh eine SMS vom meinem Cousin Stini: *»Isi, ich bin Onkel geworden und Du Tante.*

Ist ein Junge! Nur bitte nicht die beiden anrufen, sie sind sehr müde. Alles Liebe und Grüße an Conte. DK« Meine Cousine Christina hatte also ihren Sohn Gabriel bekommen. Als ich Conte davon erzählte, strahlte er vor Freude. Ich sprach später mit Tina und erfuhr, dass ich Patentante vom kleinen Gabriel werden durfte. Im Nachhinein ist es verblüffend, wie manchmal das Leben und der Tod so nahe beisammenliegen. Genauso wie die Freude neben dem Schmerz. Die Angst neben der Hoffnung. Am 1. Juli um sechs Uhr morgens wurde das Baby geboren und am 3. Juli um fünf Uhr wurde Conte heimgeholt. Schon eigenartig, denn ich habe ihn exakt neun Monate gekannt – genauso lange, wie Tina mit Gabriel schwanger war.

Aber zurück zum Donnerstag.

Am Tag zuvor hatte Conte auf einmal beschlossen, dass ich an diesem Donnerstag einkaufen gehen müsse. Gleich am Morgen war das sein erster Gedanke:

»Isi, du gehst doch jetzt einkaufen, oder?«

Ich bin nicht gleich einkaufen gegangen, sondern habe ihm eine neue Infusion gelegt und ein bisschen das Zimmer sauber gemacht. Conte wiederholte ständig, dass ich jetzt endlich duschen gehen solle, was mich zum Lachen brachte. Nicht etwa weil ich gemieft hätte, nein, damit ich danach schneller einkaufen gehen konnte. Frau B., die gute Seele, die in der Woche so wunderbar für unser leibliches Wohl sorgte, hatte jedoch bereits eingekauft. Es gab eigentlich keinen Grund für mich, loszuziehen. So bin ich schließlich dennoch los, nur um Conte zufriedenzustellen. Ich musste sowieso noch seine Videos zurückgeben, die er sich am Samstag zuvor geliehen hatte. Auf halbem Weg zur Videothek klingelte mein Handy. Martin war dran. Conte hatte ihn beauftragt, mich anzurufen. Um selbst zu telefonieren, war er zu schwach. Folgende Nachricht sollte er mir ausrichten: »Isi – viel! Von allem, was du kaufst, viel – du weißt schon was!«

Ich musste schallend lachen, so dass sich zwei Leute, die vor mir gingen, erstaunt nach mir umsahen. Offensichtlich hatte Conte schon wieder vergessen, was genau er mich kaufen geschickt hatte. Seine immerwährende Panik, er könnte nicht genug vom guten Essen bekommen, war allerdings geblieben! Also kaufte ich ihm Mini-Dickmanns. Die hatte er immer mit besonderer Vorliebe gegessen. Seine Augen leuchteten, als ich sie brachte!

Dann brauchte er aber noch unbedingt diese spezielle Flasche mit dem Verschluss, aus dem man im Liegen besonders gut trinken kann. Der blaue Verschluss. Nicht der rote. Also bin ich noch mal los und habe diese Flasche besorgt. Leider erfüllte die Flasche, die ich brachte, gar nicht seine Erwartung. Sie hatte zwar den richtigen Verschluss, aber die falsche Form. Ich konnte es ihm einfach nicht recht machen. Conte war immer noch sehr verwirrt und konnte überhaupt nicht begreifen, warum kein Mensch verstand, was er wollte. Das war auch für mich nicht leicht, und weil ich unausgeschlafen war, gab es einen kurzen Wortwechsel. Heftig. Aufbrausend. Mein aufgestauter Frust rauschte kurz und kalt auf ihn herab. Das tat mir in der Seele weh, aber ich konnte nicht anders. Dann kam auch noch die Ärztin, und seine Kanüle sollte gewechselt werden. Conte wollte, dass sie erst am Abend gewechselt werde. Dann doch lieber gleich.

»Lieber von der Ärztin … Nein … doch lieber von der Isi.«

Wenn er noch ein einziges Mal seine Meinung änderte, würde ich einen Schreikrampf bekommen. Ganz bestimmt. Ich wusste überhaupt nicht mehr, wie ich es ihm recht machen konnte. Natürlich wechselte Conte erneut seine Meinung. Etwas explodierte in mir. Frust stieg in mir hoch. Warum musste es so schwierig sein? Beinahe hätten wir uns richtig gestritten. Doch bevor ich etwas sagen konnte, was mir später leidtun würde, eilte ich aus dem Zimmer.

Ich atmete tief durch und drehte ein paar Runden auf dem Gang. In meinem Kopf herrschte ein einziges Chaos. Ich riss mich heftig zusammen. Die Ärztin war da. Ich musste wieder hinein. Ich atmete erneut tief durch, betrat das Zimmer, ging zu seinem Bett. Und dann war Conte einfach unglaublich reizend! Er fragte mich, was denn los sei, ob ich beleidigt wäre. Er streckte die Hand nach mir aus. Ich war nicht beleidigt. Müde und ein bisschen gestresst kam der Sache wohl näher. Es war so schwer, nicht zu wissen, was er wirklich sagen wollte. Das sagte ich ihm. Direkt und ehrlich. Er zog mich zu sich und sagte immer und immer wieder:

»Es tut mir leid, Isi. Es tut mir so leid.«

Mein Frust zerplatzte wie eine Seifenblase.

»Ich liebe dich«, war alles, was ich erwidern konnte. Es quoll mir aus dem Herzen und ihm entgegen. Ich war ganz voll von dieser Liebe, wollte ihn umarmen und halten und küssen.

»Ich liebe dich auch, Isi, aber es ist im Moment nicht leicht.«

Ganz leise flüsterte er mir das zu.

Ich nickte.

»Ich weiß doch, ich weiß.«

Mehr gab es nicht zu sagen – nichts zu betonen und nichts zu beschönigen.

***

Mir fiel dann später die undankbare Aufgabe zu, das fest klebende Pflaster der alten Kanüle von seinem Arm zu lösen. Conte schrie vor Schmerz. Er schimpfte laut auf die Leute, die so was Bescheuertes wie dieses grausam festhaftende Pflaster hatte erfinden können. Recht hatte er! In mir zog sich alles zusammen, weil es ihm so wehtat. Ich fühlte mich schrecklich mies, weil ich ihm solche Schmerzen zufügen musste. Sein ganzes Nervengerüst war völlig übersensibilisiert – alles tat ihm so weh. Die Haut an seinem Arm war dünn und durchsichtig. Wenn ich an dem Pflaster zog, schien es, als würde sie sogleich einreißen. Auch Wasser half nicht weiter. Als ich schließlich fertig war und kurz rausgehen wollte, hob Conte die Hand, sah mich an, streichelte mir ganz zart übers Gesicht! Das habe ich so an ihm geliebt. Auch wenn es ihm selbst sehr dreckig ging, war er noch in der Lage, mir Zärtlichkeit zu zeigen.

***

Julie wollte schon seit dem Mittag mit mir einen Kaffee trinken gehen, aber ich hatte mich nicht von seiner Seite lösen können. Als ich dann zu Franzi sagte: »Ich geh kurz mit Julie Kaffee trinken«, dachte ich, dass Conte schläft. Er hatte schon immer die Angewohnheit, mit halb geöffneten Augen zu schlafen. Oft wussten wir gar nicht, ob er wach war oder träumte. Aber er sah mich sofort an und fragte, ob ich bald wiederkomme.

Woher kam nur diese tief sitzende Angst, verlassen zu werden?

Später ging es ihm dann besser, und Julie saß bei ihm am Bett. Das letzte Mal. Es war früher Nachmittag. Sie erzählte mir später, dass Conte plötzlich angefangen hatte ihr zu sagen, wie froh er sei, sie getroffen zu haben, und wie dankbar er sei für die Zeit mit uns allen in Wien. Er sagte, dass es ihm wichtig war, sich mit ihr gut zu verstehen. Wichtig, weil sie meine Freundin war. Julie war ein bisschen überfordert und wusste nicht so recht, wie sie reagieren sollte. Er sagte das alles so, als ob er wüsste, dass es das letzte Gespräch sein würde, und wollte jetzt noch mal loswerden, was ihm auf dem Herzen lag. Er wollte Abschied nehmen. Julie wollte keinen Abschied, weil sie nicht wollte, dass es einen gab. Als sie ging, gab sie ihm ein Kreuz auf die Stirn und sagte leichthin:

»Bis Montag, vielleicht können wir ja nächste Woche alle zusammen an den Neusiedler See fahren ...«

***

Als ich vom Café zurück war, kam der Priester Georg H., um Conte die heilige Kommunion zu bringen. Das war erneut wunderschön: Seine Augen leuchteten, und Martin und ich haben mit ihm kommuniziert. Conte war ganz begierig darauf, dass Georg wiederkommt. Die heilige Kommunion war zu so einem wichtigen Teil seines Lebens geworden. Er erzählte dem Priester dann noch von seiner Generalbeichte. Sehr ernst sah er den Priester an und erklärte, dass damit ja alles im Reinen sei. Wir alle waren schwer beeindruckt!

Von Donnerstag auf Freitag habe ich dann wieder bei

ihm Wache gehalten. Wir hatten ja nun schon Übung miteinander. Beim Gang zum Klo legte er den Arm um mich, und so konnten wir diese Schwierigkeit ganz ruhig und stressfrei überwinden. Zweimal schaffte er es auch ganz allein und aus eigener Kraft. Für mich ein heller Hoffnungsschimmer!

Am Freitag war wieder Therapie angesagt. Nicht gesagt war, ob wir es schaffen würden. Am Morgen erbrach Conte Blut. Dickes, dunkles, geronnenes Blut. Der Gestank war für mich unerträglich. Ein Segen, dass meine Mami schon da war. Leider wird mir, wenn jemand sich übergeben muss, selbst immer so schlecht, dass ich schwer würgen muss. Mir wurde nun derart übel, dass ich kaum hinsehen konnte. Ich vermochte ihm also nur den Rücken zu stützen, und Mami kümmerte sich liebevoll um den Rest. Die Ärztin war sehr in Sorge, als wir von dem erbrochenen Blut erzählten, und riet uns dringend davon ab, zur Therapie zu fahren; das sei viel zu anstrengend.

Dieser ärztliche Rat hielt Conte jedoch keineswegs davon ab, auf der Therapie zu bestehen. Franzi und ich konnten ihn nur darin unterstützen. Was hätten wir auch tun sollen? Er war ein erwachsener Mann. Wir konnten und wollten uns nicht gegen seine Entscheidung stellen. Conte wollte unbedingt, dass meine Mami mitkommt. Also haben Martin, Franzi, Mami, Conte und ich uns wieder einmal auf den Weg nach Gramat-Neusiedel gemacht. Es fiel Conte unglaublich schwer. Die Fahrt war mühsam, und auch die Therapiestunde war sehr anstrengend. Aber Conte hatte sich dafür entschieden – und gab die Hoffnung bis zum Ende nie auf!

Der Arzt war an diesem Freitag zum ersten Mal sehr

besorgt, aber er meinte nur, wenn Conte noch lebe, solle er Montag wieder zur Therapie kommen, wenn nicht, dann sei er gut aufgehoben bei den Engeln … und dann machte er so flügelschlagende Bewegungen und deutete in den Himmel. Ich schüttelte den Kopf.

Nein! Wir kommen wieder! Nächsten Montag!

Nach der Therapie verfiel Conte in einen Zustand, der dem vom vergangenen Montag sehr ähnlich war. Seine Pupillen waren unglaublich groß, und er reagierte kaum mehr auf seine Umgebung. Martin, Franzi und ich haben ihn in der Karlsgasse dann noch gewaschen – sogar die Haare –, und die Zähne wurden geputzt, und ein Hauch von Hugo Boss umwehte ihn. Er konnte sich gar nicht mehr selbst helfen, hat es einfach geschehen lassen. Etwas später – so um halb acht – kam dann der Priester wieder. Conte konnte keine Kommunion empfangen, weil er nicht anwesend war. Vielleicht war es auch gar nicht mehr nötig – er war schon auf halbem Weg in den Himmel! Dann habe ich meinerseits lange ein Beichtgespräch mit Georg H. geführt und mich auch sehr mit dem Gedanken auseinandergesetzt, ob ich Conte loslassen können muss – und ob ich ihm das sagen könnte. Der Priester hat mir dann sehr gut erklärt, dass ich es schon merken würde – dass ich den Moment fühlen würde, wenn es Zeit sei, ihn gehen zu lassen. OK, dachte ich nur. Lassen wir es auf uns zukommen. Unbewusst ahnte ich, dass es seine letzte Nacht bei uns sein würde, denn ich habe sein Zimmer bis zum Morgen nicht mehr verlassen.

Nachts um zwölf Uhr kam dann zu unserem großen Erstaunen Contes Freund Peter vorbei – sicher geleitet vom Heiligen Geist, denn eigentlich hatte er erst am Samstagvormittag kommen wollen. Er war mit seiner

Freundin spazieren gegangen und hatte ihr das Haus gezeigt, in dem Conte wohnte. Er sah Niko und Theresa am Fenster sitzen – und verwechselte die beiden mit Conte und mir. Er sprach Niko an, und der bat ihn erst, am nächsten Tag wiederzukommen. Doch dann ist Niko aus einer Regung heraus hinter ihm her und holte ihn doch noch schnell in die Wohnung. Peter war erschüttert. Er hatte nicht gewusst, dass es bereits so schlimm stand um seinen Freund. Ergriffen saß er eine Weile an seinem Bett. Conte hat seine Anwesenheit, denke ich, schon noch bemerkt, auch wenn er es nicht mehr zeigen konnte.

Martin, Franzi und ich beschlossen dann, in dieser Nacht gemeinsam bei Conte zu wachen.

Dann kam der Moment, in dem ich wusste, dass ich ihn nun gehen lassen musste. Das Fenster war halb geöffnet. Ein warmer Luftzug strich durch den Spalt herein. Draußen hörte man ein Auto langsam die Straße hinunterfahren; wahrscheinlich auf der Suche nach einem Parkplatz. Franzi saß auf dem roten Sofa neben dem Bett und blätterte versunken in einem Magazin. Es war ganz still im Raum; bis auf das Rascheln, das die Seiten beim Umblättern verursachten. Ich saß in diesem mir so vertrauten Zimmer; neben diesem mir so vertrauten Menschen.

Ich hielt seine Hand und erkannte, dass er sterben würde. Unsere Zeit war um. Im Grunde wusste ich es schon lange. In diesem Moment jedoch traf mich die Erkenntnis schmerzhaft, wie ein plötzlicher Schlag in die Magengrube. Mein Innerstes krümmte sich zusammen. Das konnte doch nicht sein, dass er mir für immer entglitt. Einfach so. Festhalten! Ich würde ihn einfach festhalten. Ihn nicht gehen lassen.

Das Rascheln der Zeitungsblätter holte mich in die Realität zurück. Nein, er würde sterben. Jetzt gleich. Oder in einer Stunde. Oder in einem Tag. Aber noch war er bei mir. Etwas hielt ihn zurück. Etwas hinderte ihn daran, einfach auszuatmen und zu sterben. Dieses Etwas war ich.

Mein Verstand wusste es.

Mein Herz wollte es nicht wissen.

Ich spürte seine kühle Hand in meiner Hand. Klamm fühlte sie sich an. Klamm und fremd. Gleichzeitig so sehr vertraut. Ich kannte diese Hand so gut; die langen Finger, die knochigen Gelenke, die kleine Erhebung über dem Daumen. Diese Hand lag nun kraftlos in meiner; kein Gegendruck war zu spüren. Ich betrachtete sein bleiches Gesicht. Die Nase stach spitz hervor, und die Wangen waren eingefallen. Sein Atem ging schwer; seine Brust hob und senkte sich, als läge eine drückende Last darauf. Die Augen waren geschlossen. Dunkle Ringe lagen darunter. Ich ahnte, dass diese Augen mich nie wieder anblicken würden. Dass ich nie wieder die Lachfältchen zählen würde, die diese Augen umrahmt hatten. Hinter den dünnen Lidern bewegten sich seine Augen unruhig. Von rechts nach links und wieder nach rechts. Ein Zeichen, dass er trotz Bewusstlosigkeit noch bei mir war.

Ich gab mir einen Ruck. Pater Georg hatte recht. Ich würde spüren, wenn der Moment gekommen war. Und wissen, was ich tun muss. Stunden hatte ich mit mir gerungen. Ich hatte solche Angst, ihm den Wind aus den Segeln zu nehmen: den Willen zum Leben. Gebetsfetzen schossen mir durch den Kopf: Er wird ja nicht ins Nichts fallen. Sich einfach auflösen. Da werden doch Hände sein, die ihn auffangen. Welches Recht habe ich, ihn hier festzuhalten auf der Erde, wo ihn doch etwas nach Hause ruft. Muss das nicht so viel schöner und besser sein, zum lieben Gott zu gehen?

Gleichzeitig war da die andere Stimme, die Stimme, die sagte: Er ist mein Freund, meine große Liebe; ich will ihn nicht sterben sehen. Im Krankenhaus hatte ich versprochen, auch dann bei ihm zu sein, wenn er sterben sollte – und dafür musste ich ihn jetzt loslassen. Jetzt.

Jetzt. Der Moment war gekommen. Er war bereit, zu gehen. Langsam drehte ich seine Hand, so dass seine Arminnenseite zu sehen war. Ich zögerte. Musste mich zusammenreißen, um nicht zu weinen. Ich fuhr mit der Hand über seinen Arm. So als wolle ich die Fläche glatt streichen und von Unebenheiten befreien. Die Adern schienen blau und gut erkennbar durch die dünne Haut. Ich konnte seinen Puls fühlen am Handgelenk. Er flatterte, als wolle er sich sogleich in die Luft erheben und davonfliegen.

Langsam und ungelenk begann ich mit meinem Finger auf seinen Arm zu schreiben: »Ich liebe dich, und du darfst gehen. Pass einfach auf mich auf, wenn du im Himmel angekommen bist!«

Ich wusste, dass er es verstehen würde. Er hatte immer verstanden, was ich schrieb.

Dann atmete ich tief durch und ließ die Tränen kommen.

***

Als Martin ins Zimmer trat, wischte ich meine Tränen weg. Eine Weile saßen wir noch zu dritt an seinem Bett. Conte atmete sehr schwer und viel zu schnell. Zum

Glück scheint er keinerlei Schmerzen gehabt zu haben. Die Jungs haben sich dann in seinem Zimmer oben ins Bett gelegt, und ich habe mich auf dem Sofa direkt neben seinem Bett niedergelassen.

Die ganze Zeit hielt ich seine Hand und lauschte auf seinen Atem. Ich wehrte den Schlaf ab, wollte meine Augen offen halten. Irgendwann, so gegen vier Uhr in der Früh, muss ich dann doch eingeschlafen sein. Ich erwachte erst wieder, als Contes Hand aus meiner rutschte und er mit einem friedlichen letzten Ausatmen einschlief.

Das war fünf Uhr morgens. Die Sonne begann gerade aufzugehen. Erste Geräusche drangen aus dem geöffneten Fenster herein. Ein Windhauch bewegte die Vorhänge. Er war einfach fort. Einfach gegangen. Mit nicht mehr als einem Ausatmen. Seine Seele war zum offenen Fenster hinaus, zurück blieb nur eine leere Hülle. Erst konnte ich es nicht fassen. Ich versuchte seinen Puls zu finden, seinen Atem zu spüren – er war noch ganz warm. Franzi kam die kleine Treppe runter. Schlaftrunken. Meine hastigen Bewegungen hatten ihn geweckt. Er war fassungslos; konnte es nicht begreifen für die ersten Minuten. Als ich Franzis hilflose Versuche beobachtete, noch etwas Leben in dem Bruder zu finden, brach es tränenreich aus mir heraus – aus Martin und Franzi kurz darauf auch. Wir hielten uns aneinander fest und weinten ohne Scham.

Schließlich stand ich auf, um den anderen im Haus Bescheid zu geben, dass Conte gestorben war.

***

Tagebuch 3. 7. 2004

Heute – am 3. Juli 2004 – ist mein Conte um fünf Uhr morgens in den Himmel heimgegangen. Worte reichen momentan nicht aus, um zu beschreiben, wie es in mir aussieht. Das Loch ist zu tief und zu groß, um es zu ergründen. Ich habe ihn so sehr geliebt, dass es mich zerrissen hat, und so sehr zerreißt es mich jetzt. Danke, dass Du ihn Dir direkt und ohne Umwege in den Himmel geholt hast, Jesus, Amen!!!

Epilog

5. Juli 2004, Drahenice

Mein geliebter Conte,

es ist kaum zwei Tage her, dass Du von uns gegangen bist – von mir! Das Loch, welches Du hinterlässt, ist unendlich tief und leer, und der Schmerz, der mich in Wellen überrollt und hilflos und schaudernd zurücklässt, ist fast stärker, als ich ertragen kann. Jetzt im Moment sitzt er ganz unten in meiner Magengrube, und ich weiß, dass er jeden Augenblick heraufkommen kann. Und ich habe den Drang zu schreiben. In den letzten Wochen hast Du mich immer nach meinem Buch gefragt – der Idee von einem Buch, das ich schon immer schreiben wollte. Jetzt ist Dein Heimgang zum Himmel der Auslöser, der mich zum Schreiben zwingt. So als würdest Du fragen: »Was ist eigentlich mit Deinem Buch, Isi?«

Ironischerweise hatte ich, schon kurz nachdem wir uns kennengelernt hatten, den Gedanken gehabt, ob ich Dich Folgendes fragen sollte: ob ich, im Falle Deines Todes, Deine Biographie schreiben dürfte. Ich habe Dich nie gefragt, aber Du hast alles geliebt, was ich geschrieben habe, und so denke ich, Du wärst einverstanden mit dem, was ich jetzt tue.

Deine Biographie kann ich jedoch nicht schreiben, da ich Dich nur die letzten neun Monate Deines Lebens begleiten durfte. Ich will also nicht Deine Geschichte, sondern unsere Geschichte aufschreiben. Ich weiß, dass sie es wert ist. Und ich will mit dem

Ende beginnen, weil es noch so schrecklich nahe ist. Mit dem Ende, das in sich ein wunderbares Geschenk Gottes war. An uns beide. So wie ich auch die ganze Zeit mit Dir als wunderbare Gnade empfinde, denn eine so tiefe Liebe erfahren zu dürfen – mit all dem Schmerz, den es jetzt mit sich bringt, dafür kann und darf man nur dankbar sein!

Als Du von uns gegangen warst, saßen Franzi, Martin und ich etwa eine halbe Stunde an Deinem Bett, als etwas höchst Erstaunliches geschah! Dein Mund hatte sich zu einem leichten Lächeln verzogen, und – man kann es nicht anders beschreiben – Du sahst schön und verklärt aus. Es war ein typisches, halb verhaltenes Conte-Lächeln, und man hatte das Gefühl, Du würdest jeden Augenblick die Augen aufmachen und einen trockenen Witz zum Besten geben.

Martin sagte dann zwei Dinge, die ich nie vergessen werde.

»Er hat gesiegt – er ist jetzt heil im Himmel, und der blöde Tumor muss bleiben.«

Als er Dein Lächeln sah, meinte er noch: »Schaut mal, jetzt ist der Conte im Himmel angekommen!«

So tief die Trauer in mir ist und sosehr es mich schmerzt, dass Du nicht mehr bei mir bist, mein Conte, so ist es doch eine wunderbare Gewissheit, dass Du auf direktem Weg in die Herrlichkeit Gottes gekommen bist. Meine Freundin Antonia hat das tröstlich und wahr für mich in Worte gefasst: »Sein Lächeln war sicher sein erstes Zeichen an dich, dass es ihm gut geht und er auf nichts mehr aufpassen wird als auf dich – dieser Geborgenheit kannst du dir so sicher sein wie das Amen in der Kirche!«

Mami hat gesagt: »Conte wurden zehn Monate geschenkt, in dieser Zeit hat er Isi kennengelernt und viele Freunde in Wien gefunden, die ihn gern hatten, ihn begleitet haben. Isi hat ihn geliebt, er hat Isi geliebt. Sie hatten eine sehr intensive Zeit miteinander, aber er war nie gesund. Wir beteten um seine Heilung, und ich glaube fest daran, dass er heil geworden ist.«

»Heil ist etwas anderes als gesund!«

Danke, Conte – danke für diese wunderbare Liebe, die ich mit Dir erleben durfte. Mein Vater meinte, dass ich Dir, mein Conte, als Gnadengeschenk für Deine letzten Monate an die Seite gestellt wurde, aber wie man es dreht und wendet: Das Geschenk warst Du!

Danke.

Deine Isi

Nachwort

Wie ist das mit der Trauer? Wie ist das, wenn man einen sehr geliebten Menschen verloren hat und sich plötzlich halb und verloren fühlt? Wie geht man mit diesem Gefühl der Hilflosigkeit um? Ich vermute, bei jedem verläuft die Trauer etwas anders und doch im Prinzip ähnlich. Im Moment sitze ich hier und fühle mich ganz weit weg von allem. Es ist jetzt knapp drei Monate her, seit mein Conte gestorben ist. Noch immer ist es so, dass ich das Gefühl habe, die Menschen um mich hätten ein anderes Zeitempfinden als ich. Sie bewegen sich irgendwie schneller, anders in Zeit und Raum. Das klingt surreal, ist es aber eigentlich nicht. Während ich noch immer versuche, meinen Platz und Weg in dieser Welt wiederzufinden, laufen alle anderen im normalen Tempo weiter. Vielleicht ist das auch immer so – diese verschiedene Empfindung von Zeit. Nur jetzt bemerke ich sie zum ersten Mal. Ich muss manchmal innehalten und auch manchmal zurückgehen, ein Stück.

Meine Trauer ist mir innen greifbar und fühlbar, aber nach außen ist sie kaum sichtbar. Man sieht ein Mädchen, dem es gut geht. Eine, die gut damit fertig wird; die mit dem Leben zurechtkommt, die nach vorne blickt. Und im Grunde trügt dieser Anschein auch nicht. Nur manchmal überfällt es mich halt – oder es beschleicht mich. Und dann bin ich wieder mitten in dem drin, was ich eigentlich schon überwunden glaubte. Ich lerne gerade, dass man die Trauer nicht einteilen kann.

Man kann sie nicht abstellen, wenn sie einen überfällt, und nicht auf »praktischere« Momente schieben. Sie kommt einfach wie ein Tiger in der Dunkelheit, und dann kommen alle Erinnerungen, alle Gefühle, und ich kann nur weinen und weinen und weinen. Ist das nicht eigenartig?

***

Am Anfang, kurz nach dem Tod, habe ich viele Dinge wesentlich intensiver erlebt, vor allem nachts. Ich hatte erschreckend realistische Träume und bin regelmäßig davon aufgewacht. Meistens kam Conte darin vor, aber auch nicht immer. Einmal habe ich zum Beispiel geträumt, dass ich in meinem Bett liege in Drahenice, und plötzlich liegt Conte neben mir. Ich sehe, dass auf meinem Nachttisch seine Medikamente stehen, und ich weiß auch, dass ich aufstehen muss, weil es ihm Schmerzen bereitet, wenn ich so nahe neben ihm liegen bleibe. Also bin ich aufgestanden. Erst als ich schon mitten in meinem Zimmer stand, wurde mir bewusst, dass es ein Traum ist. Er war so realistisch gewesen, dass ich ein paar Minuten brauchte, bevor ich mich wieder hinlegen konnte.

Ein paar Wochen später, ich war in München, hatte ich einen anderen Traum. Ich wachte auf, weil Conte sich an mein Bett gesetzt hat, und er hatte einen Karton auf seinem Schoß. Wir haben über etwas gesprochen, ich erinnere mich nicht was, und dann hat er gesagt, dass er hier noch ein paar Dinge für mich hätte. Er wollte, dass ich sie habe. Im Karton befanden sich lauter leere Rahmen. Das hat mich verwirrt, und plötzlich war ich wirklich wach. Ich saß aufrecht im Bett, und weder Conte noch Karton waren da. Ob Träume etwas bedeuten? Ich weiß es nicht. Auf jeden Fall sind sie Spiegel unserer seelischen Verarbeitung. In den ersten Wochen hatte ich fast jede Nacht so einen Traum. Sie waren von einer bisher ungekannten Intensität und variierten von extrem realistisch zu vollkommen absurd. Ich konnte auch nicht mehr lange schlafen – es hat mich morgens aus dem Bett getrieben.

***

Die Woche zwischen seinem Tod und der Beerdigung war bestimmt die krasseste. Die Beerdigung stand als eine ungemeine Belastung vor mir. Ich kannte ja kaum jemanden aus seiner Familie, und auch die meisten seiner Freunde waren mir fremd, bis auf das, was Conte mir erzählt hatte. Peter und Jan waren die Einzigen, die ich kennengelernt hatte. Ich würde seine Eltern sehen und überhaupt mit seinem Leben vor Wien ganz plötzlich konfrontiert werden. Dennoch sehnte ich die Beerdigung herbei. Alles war so unabgeschlossen. Ein Zwischenzustand.

In dieser ersten Woche schrieb ich den Brief über die letzten Tage. Das war sehr hart, aber es tat mir auch gut. Ich konnte mich noch mal intensiv mit allem auseinandersetzen. Ich war sehr dankbar, dass ich meine Familie um mich hatte, und auch Julie und mein Cousin Stini waren zu mir nach Hause gekommen.

Die Beerdigung war dann wirklich wunderschön. Ich war davor bei seinen Eltern gewesen. Ich habe mit seinem Vater gesprochen, und es war erleichternd. Ich hatte das als große Hürde vor mir gefühlt, aber dann war es auch gut so.

Vor der Kirche standen einige seiner Freunde. Ich kannte sie ja von Fotos. Peter hatte ich in Wien gesehen. Also konnte ich auch auf sie zugehen.

Die Messe war sehr würdig und bewegend. Conte hatte sich in seinem Tagebuch selbst eine Grabrede geschrieben. In der ihm sehr eigenen Art. Die trug der Priester an Stelle einer Predigt vor. Ich war hin- und hergerissen zwischen Lachen und Schluchzen. Conte war so präsent und nah in diesem Moment, und gleichzeitig konnte nichts den Verlust deutlicher machen. Dem Rest der Familie zu begegnen war eigenartig, irgendwie auch überfordernd. Viele wollten hören, wie die letzten Tage gewesen waren. Seltsam gefasst konnte ich erzählen.

***

Ich hatte das Bedürfnis, über ihn zu sprechen. Zum Glück hatte Julie immer ein offenes Ohr für mich. Aber manchmal habe ich dann auch einfach nicht gesprochen. Ich wollte ja auch keinem auf die Nerven fallen damit. Habe ich wahrscheinlich auch nicht getan, aber manchmal machen wir eben bestimmte Dinge. Es ging mir bald auf die Nerven, dass die Menschen, die davon gehört hatten, immer das Gefühl zu haben schienen, sie müssten mich jetzt besonders fest in die Arme nehmen. Meistens in gerade solchen Momenten, wenn ich eigentlich ganz ruhig und gelassen war. Dann kamen viele Momente, wo ich nichts mehr gebraucht hätte als eine feste Umarmung. Auch Momente, wo ich mitten unter Leuten war. Aber ich kann ja nicht einfach hingehen und sagen: … Hey – jetzt wäre eine Umarmung echt die Rettung. Nein. Das habe ich natürlich nicht getan, aber gewünscht habe ich mir, dass es mir jemand an meiner Nasenspitze abliest. Das war allerdings nie der Fall.

Ich merke deutlicher, wie gut man eigentlich die eigenen Gefühle in sich verstecken kann. Ich war schon immer gut darin, aber jetzt fällt es mir auch auf. Vielleicht weil der Kontrast von innen zu außen extremer ist. Gespräche mit Menschen wandeln sich wieder. Anfangs hatte ich ein eigentümliches Desinteresse an dem, was andere von sich gaben. Ich wollte selber reden. Ich wollte mich mitteilen. Ich wollte erzählen. Aber ich war nie ein guter Redner. Also habe ich mich etwa vier Wochen nach Contes Tod hingesetzt und angefangen, alles aufzuschreiben. Ich war sowieso in Drahenice. Ich hatte Zeit, und die brauchte ich auch. Ich war nicht in der Lage, mich um meine Zukunft zu kümmern, bevor ich das Vergangene nicht zu Papier gebracht hatte. Da ich beschlossen hatte, aus Wien fortzugehen, gab es ja auch viel in der Richtung zu tun, zu planen und zu organisieren.

First things first.

Ich musste erst schreiben. Ich schrieb und schrieb und schrieb. Zum Glück haben mich alle gelassen – wohl spürend, dass es jetzt einfach wichtig ist, für mich zu schreiben. Ich konnte nicht sehr viel niederschreiben jeden Tag. Gute Phasen gingen mir leichter von der Hand – sie flossen einfach heraus. Wenn ich aber über schwierige Dinge schrieb, wie beispielsweise über Contes erste Verwirrtheitsphase, schaffte ich kaum mehr als drei bis vier Seiten am Tag. Mein Körper verkrampfte sich, und die geballte Emotion und Anspannung des Niederschreibens machte mich steif. Das Erlebte noch mal, nur jetzt quasi gerafft, zu durchleben wirkte sich auch körperlich aus. An anderen Tagen war ich von einer unglaublichen Euphorie durchdrungen. Es sprudelte in mir wie aus einer Quelle, und ich wollte nur noch schreiben, schreiben, schreiben.

Am schlimmsten war es abends, sobald ich im Bett lag. Kaum dass die Dunkelheit sich um mich hüllte, begannen die Gedanken und Erinnerungen zu rollen und zu rollen, und ich musste mich wieder aufsetzen und sie festhalten. Das geht mir jetzt immer noch so – mein Tagebuch füllt sich Seite um Seite. Nur geht es jetzt nicht mehr hauptsächlich um Conte. Andere Dinge beginnen eine Rolle zu spielen.

Das Aufschreiben hat mir ungemein geholfen. Vor allem auch deswegen, weil ich so in der Lage war, es mitzuteilen. Zum Beispiel konnte ich es meinem Vater geben, meinen Geschwistern. Es tat gut, dass sie es gelesen haben, auch wenn es zum Teil an meine Substanz ging. Schon während des Schreibens wurde mir klar, dass ich, um Contes Geschichte aufzuschreiben, auch sehr viel von mir selbst würde preisgeben müssen. Denn wir waren schließlich ein Wir, und wie es zu diesem »Wir« gekommen ist, kann ich ja nur aus meiner Warte berichten. Es hat mir erstaunlich wenig ausgemacht, Einblick zu gewähren in mein Innenleben.

Denn nur so konnte es echt werden.